As leis da medicina

As leis da medicina

Anotações cotidianas sobre uma ciência incerta

SIDDHARTHA MUKHERJEE

tradução de
DINAURA M. JULLES

Copyright © 2015 Siddhartha Mukherjee
Copyright da tradução em português © 2019 Alaúde Editorial Ltda.

Título original: *The laws of medicine*
Publicado mediante acordo com a editora original, Simon & Schuster, Inc.
TED, o logo TED e TED Books são marcas da TED Conferences, LLC.

Todos os direitos reservados. Nenhuma parte desta edição pode ser utilizada ou reproduzida – em qualquer meio ou forma, seja mecânico ou eletrônico –, nem apropriada ou estocada em sistema de banco de dados sem a expressa autorizaçãoda editora.

Esta publicação contém as opiniões e ideias do autor, destinando-se unicamente a oferecer material informativo sobre o assunto nela tratado. É vendida com o entendimento de que autor e editor não têm a intenção de oferecer serviços médicos profissionais, de saúde ou de qualquer outro tipo. O leitor deve consultar um médico, ou outro profissional de saúde competente, antes de adotar quaisquer sugestões deste livro ou fazer inferências a partir dele. Autor e editor isentam-se de toda a responsabilidade por qualquer perda, prejuízo ou risco, pessoal ou de outra natureza, ao leitor como consequência direta ou indireta do uso e aplicação de qualquer parte do conteúdo deste livro.

O texto deste livro foi fixado conforme o acordo ortográfico vigente no Brasil desde 1º de janeiro de 2009.

INDICAÇÃO EDITORIAL: Lauro Henriques Jr.
PREPARAÇÃO: Cacilda Guerra
REVISÃO: Rosi Ribeiro Melo
CAPA: MGMT.DESIGN
ADAPTAÇÃO DE CAPA: Amanda Cestaro
PROJETO GRÁFICO: MGMT. design
ILUSTRAÇÕES: *Iconographic Encyclopedia of Science, Literature, and Art*, New York: R. Garrigue
1ª edição, 2019
Impresso no Brasil

Dados Internacionais de Catalogação na Publicação (CIP)
(Câmara Brasileira do Livro, SP, Brasil)

Mukherjee, Siddhartha
   As leis da medicina : anotações cotidianas sobre uma ciência incerta / Siddhartha Mukherjee ; tradução de Dinaura M. Julles. -- São Paulo : Alaúde Editorial, 2019.

   Título original: The laws of medicine : field notes from an uncertain science.
   ISBN 978-85-7881-580-6

   1. Medicina - Filosofia I. Título.

18-23141   CDD-610.1

Índices para catálogo sistemático:
1. Medicina : Filosofia 610.1
Cibele Maria Dias - Bibliotecária - CRB-8/9427

2022
A Editora Alaúde faz parte do Grupo Editorial Alta Books
Avenida Paulista, 1337, conjunto 11
01311-200 – São Paulo – SP
www.alaude.com.br
blog.alaude.com.br

Para Thomas Bayes (1702-1761),
que viu a incerteza com tanta certeza.

"Você pretende seguir carreira em Leis Mágicas, srta. Granger?",
perguntou Scrimgeour. "Não, de jeito nenhum", respondeu Hermione.
"Eu pretendo fazer o bem no mundo!"

J. K. Rowling

Os homens instruídos de eras antigas empregavam grande parte do tempo e dos pensamentos na busca das causas ocultas das enfermidades, eram curiosos ao imaginar a tessitura secreta da natureza e [...] agrupando todo esse imaginário, elaboravam para eles mesmos sistemas e hipóteses [que] distanciavam suas investigações do conhecimento verdadeiro e útil das coisas.

John Locke

As leis da medicina

NOTA DO AUTOR

Anos atrás, quando eu era estudante de medicina em Boston, vi um cirurgião experiente operar uma mulher. O cirurgião, vou chamá-lo de dr. Castle, era uma lenda entre os residentes de cirurgia. Com cerca de um metro e oitenta de altura, um jeito formal e imponente que fazia os internos tremerem nas bases, falava em tom anasalado e lento, característico do sotaque do Sul. Havia algo de flexível em sua constituição – mais para fio de aço que para viga de ferro –, como se seu biótipo tivesse sido formado para ilustrar a diferença entre resistência e força. Todos os dias ele começava as visitas às cinco horas da manhã, por volta das seis e quinze descia para as salas de cirurgia no subsolo e trabalhava o dia todo até anoitecer. Passava os finais de semana velejando perto de Scituate em um barco de um mastro que batizara de *A Faca*.

Os residentes veneravam Castle não apenas pela precisão de sua técnica, mas também devido à qualidade de sua didática. Outros cirurgiões podem ser sido instrutores mais amáveis e gentis, mas o segredo do método de ensino de Castle era a suprema autoconfiança. Ele era tecnicamente tão hábil e magistral em seu ofício que permitia que os estudantes fizessem a maior parte das cirurgias, sabendo que podia prever os erros ou corrigi-los com rapidez. Se um residente cortasse uma artéria durante uma operação, um cirurgião menos qualificado correria, nervoso, para suturar o vaso rompido. Castle recuava, cruzava os braços, olhava de forma interrogativa para o aluno e esperava que ele reagisse. Se a sutura chegasse tarde demais, a mão de Castle avançava com a velocidade e precisão de uma garra de falcão para pressionar a artéria que sangrava, e ele próprio a suturava, balançando a cabeça e resmungando: "Que pena, tarde demais". Nunca vi residentes sênior em cirurgia, mulheres e homens feitos, com seis ou oito anos de experiência em operações, tão abatidos por um movimento de cabeça.

O caso daquela manhã era o de uma mulher por volta dos 50 anos, com um tumor pequeno no intestino delgado. Estávamos programados para começar às seis e quinze, como de costume, mas o residente designado para o caso telefonou avisando que estava doente. Um novo residente foi convocado com urgência na enfermaria, e ele entrou correndo na sala de cirurgia, lutando para colocar as luvas. Castle foi até a imagem de tomografia que estava pendurada no dispositivo de luz fluorescente, estudou-a em silêncio durante algum tempo e moveu a cabeça vagarosamente, sinalizando para a primeira incisão. Houve um momento de reverência quando ele estendeu a mão direita e a instrumentadora entregou-lhe o bisturi. A cirurgia começou sem incidentes.

Cerca de meia hora depois, tudo ainda estava sob perfeito controle. Alguns cirurgiões gostam de ouvir música alta no centro cirúrgico – *rock and roll* e Brahms eram escolhas comuns –, mas Castle preferia o silêncio. O residente estava trabalhando rápido e bem. O único conselho que o mestre deu foi aumentar o tamanho da incisão para expor por completo a parte interna do abdômen. "Se você não puder identificá-lo, não poderá extirpá-lo", disse.

Mas então houve uma reviravolta no caso. À medida que o residente ia mais fundo para remover o tumor, os vasos sanguíneos ao redor começaram a sangrar. No início, foi só uma gota, e depois mais alguns jatos. Em poucos minutos, quase uma colher de chá de sangue havia escorrido para o campo cirúrgico, ocultando aquela região. Os tecidos expostos com cuidado estavam submersos em uma inundação carmim. Castle permaneceu parado com os braços cruzados, observando.

O residente estava visivelmente afobado. Vi uma piscina de suor se formar em sua testa, espelhando a piscina de sangue à sua frente. "Esta paciente tem algum distúrbio hemorrágico diagnosticado?", perguntou ele, com crescente desespero. "Ela estava tomando algum anticoagulante?" Normalmente, ele teria estudado o prontuário na noite anterior e saberia todas as respostas, mas ele havia sido designado para o caso na última hora.

"E se você não soubesse?", perguntou Castle. "E se eu lhe dissesse que não sei?" As mãos dele já haviam chegado ao abdômen da mulher e suturado os vasos sanguíneos. A paciente estava salva, mas o residente estava arrasado.

Então, foi como se uma minúscula fagulha de conhecimento tivesse se transferido, como um arco elétrico, entre Castle e o residente. Este mudou de abordagem. Caminhou, passando pela cortina cirúrgica acima da cabeça da mulher, para conversar com o anestesista. Ele confirmou que a anestesia era adequada e que a paciente estava sedada, em segurança. Então ele voltou ao campo cirúrgico e enxugou o sangue restante com gaze. A seguir, começou a cortar em volta dos vasos sanguíneos quando podia, mapeando seu curso com a ponta da pinça Babcock ou separando-os com os dedos com primorosa delicadeza, como se estivesse polindo as cordas de um Stradivarius. Todas as vezes que se aproximava de um vaso sanguíneo, ele virava a lâmina do bisturi para o lado plano e separava-o com as mãos, ou afastava-o, mantendo assim o vaso intacto. Levou muito mais tempo, mas não houve mais sangramento. Uma hora depois, com o aceno de cabeça de aprovação de Castle, o residente fechou a incisão. O tumor havia sido retirado.

Saímos do centro cirúrgico em silêncio. "Talvez você queira dar uma olhada no prontuário dela agora", disse Castle. Havia um tom de afeto na fala anasalada característica. "É fácil tomar decisões perfeitas com informações perfeitas. A medicina pede que você tome decisões perfeitas com informações imperfeitas."

***

Este livro trata de informações, imperfeições, incertezas e do futuro da medicina. Quando comecei a cursar a faculdade de medicina, no outono de 1995, o programa parecia perfeitamente compatível com as exigências da disciplina: estudei biologia celular, anatomia, fisiologia, patologia e farmacologia. Depois de quatro anos, eu podia mencionar os cinco ramos do nervo facial, as reações químicas que metabolizam as proteínas nas células e partes do corpo humano que eu não sabia que possuía. Eu me sentia pronto para começar a praticar a verdadeira medicina.

Mas, à medida que avançava no meu treinamento – no início como estagiário, depois como residente, oncologista e plantonista em tratamento de pacientes com câncer –, percebi que uma parte essencial da minha formação estava faltando. Sim, eu precisava dos princípios da biologia celular para entender por que, por exemplo, uma transfusão de plaquetas dura apenas duas semanas na maioria dos pacientes (as plaquetas vivem no corpo apenas duas semanas, aproximadamente). A anatomia ajudava-me a lembrar o motivo pelo qual um homem havia acordado de um procedimento cirúrgico com toda a parte inferior do corpo paralisada (uma artéria incomum que supre a parte inferior da medula espinhal fora bloqueada por um coágulo, o que resultou em um "acidente vascular" na medula, não no cérebro). Uma equação da farmacologia recordava-me por que um antibiótico era receitado quatro vezes ao dia, enquanto seu primo molecular próximo era ministrado só uma vez ao dia (as duas substâncias químicas dissipam-se no corpo em graus diferentes).

Mas todas essas informações, logo percebi, podiam ser encontradas em um livro ou na internet, com um único clique.

A informação que estava faltando era *o que fazer* com as informações – principalmente quando os dados eram imperfeitos, incompletos ou incertos. Seria adequado tratar uma mulher de 40 anos com leucemia aguda por meio de um transplante de medula agressivo, se a saúde dela estava se deteriorando depressa? À primeira vista, os livros didáticos e os estudos clínicos publicados davam uma resposta. Nesse exemplo, a sabedoria padrão afirmava que pacientes com saúde e desempenho em declínio não deveriam receber um transplante. Mas e se essa resposta não se aplicasse *àquela* mulher, com *aquele* histórico, *naquela* crise específica? E se a própria leucemia estivesse causando a rápida deterioração? Se a paciente perguntasse sobre o prognóstico, eu poderia, sem dúvida, citar uma taxa de sobrevivência extraída de um experimento – mas e se ela estivesse fora da curva?

Minha formação clínica havia me ensinado muito a respeito dos fatos, mas pouco sobre o vazio que existe entre os fatos. Eu poderia escrever uma tese sobre a fisiologia da visão. Mas não tinha como perscrutar as confabulações tramadas por um homem com uma doença pulmonar grave, a quem se receitou "oxigênio domiciliar", mas que deu um endereço falso porque ficou com vergonha de dizer que não tinha "casa" (na manhã seguinte, recebi um telefonema furioso da companhia que tentara entregar os três cilindros de oxigênio – para uma loja de Boston que vendia peças de automóveis).

Eu nunca imaginara que a medicina fosse um mundo tão incerto e sem leis. Ficava me perguntando se a nomeação compulsiva das partes do corpo, das doenças e das reações químicas – frênulo, otite, glicólise – seria um mecanismo inventado pelos médicos para se defenderem da grande esfera incognoscível do conhecimento. A profusão de fatos obscurecia um problema mais profundo e significativo: a conciliação entre conhecimento (certo, fixo, perfeito, concreto) e sabedoria clínica (incerta, fluida, imperfeita, abstrata).

Este livro teve início como um meio de descobrir ferramentas que pudessem me guiar na conciliação dessas duas esferas de conhecimento. As "leis da medicina", tal como as descrevo aqui, são de fato leis de incerteza, imprecisão e incompletude. Elas se aplicam igualmente a todas as disciplinas do conhecimento em que essas forças atuam. Elas são leis da imperfeição.

As histórias deste livro são de pessoas e casos reais, mas troquei nomes e identidades e alterei alguns contextos e diagnósticos. As conversas não foram registradas palavra por palavra, mas parafraseadas da minha memória. Algumas situações, testes e experimentos também foram alterados para preservar o anonimato de pacientes e médicos.

Em *Harry Potter*, aquele tratado filosófico disfarçado de livro para crianças, um professor de magia pergunta a Hermione Granger, a jovem aprendiz de feiticeira, se ela quer aprender as Leis Mágicas para seguir carreira em magia. "Não", diz Granger. Ela quer aprender as leis para poder fazer o bem no mundo. Para Granger, as leis mágicas não existem para perpetuar a magia. Elas existem como ferramentas para interpretar o mundo.

* * *

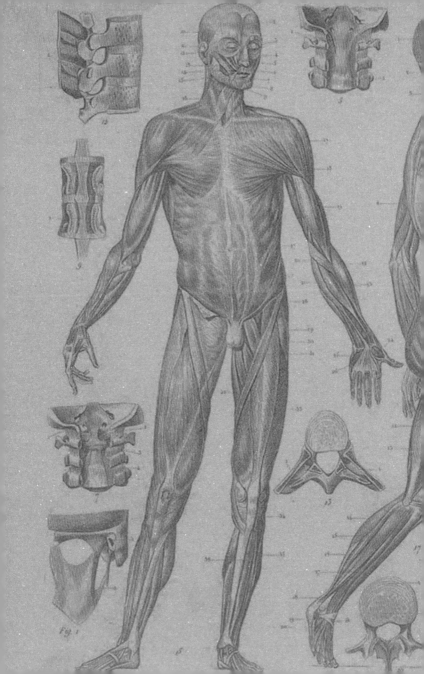

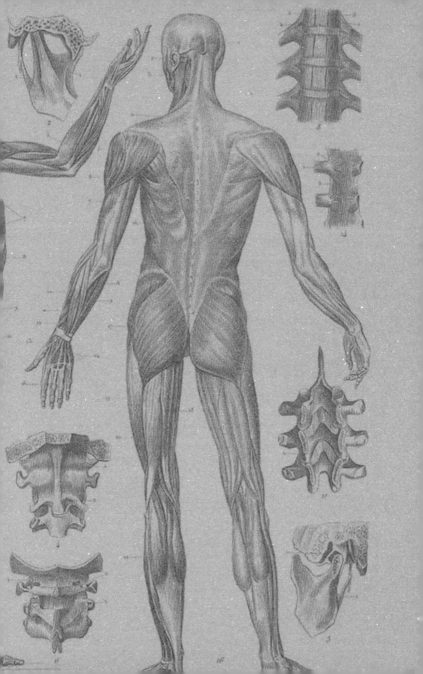

No inverno do ano 2000, durante o primeiro ano de minha residência médica, morei em um apartamento de um dormitório, a poucos passos da estação de trem de Harvard Square.

Morei é um eufemismo. Eu ficava de plantão a cada três noites no hospital – acordado a noite toda, atendendo pacientes nas enfermarias, dando receitas, realizando procedimentos ou cuidando de emergências nas unidades de terapia intensiva. O dia seguinte – *pós-plantão* – era, em geral, passado em uma bruma entediada no meu edredom, para compensar o sono perdido. O terceiro dia era chamado de *flex*, ou seja, "flexível". As visitas médicas eram feitas normalmente às seis horas da manhã – e as quatro ou cinco horas inebriantes que me sobravam para estar acordado eram os meus bens pessoais mais preciosos. Eu corria em um circuito de cinco quilômetros ao longo das águas congeladas do Charles River como se minha vida dependesse disso, fazia café em uma cafeteira Keurig crepitante e fixava o olhar perdido nos amontoados de neve que via pela janela, ruminando os casos que tinha visto naquela semana. No final dos primeiros seis meses, testemunhara mais de uma dúzia de mortes, inclusive a de um jovem da minha idade que havia morrido de insuficiência cardíaca enquanto aguardava um transplante de coração.

***

Não conversava com ninguém, ou, pelo menos, não tenho lembrança de ter conversado com ninguém (eu corria no parque à noite e dos amigos durante o dia). "A doença faz lembrar que a espontaneidade também é um direito do ser humano", disse-me um paciente certa vez. Parte do horror dos hospitais é que tudo acontece na hora prevista: os remédios chegam no horário; os lençóis são trocados no horário; os médicos fazem as visitas na hora marcada; até a urina é coletada em uma bolsa com graduação, sob o controle de um *timer*. Quem cuida dos doentes também vivencia certa perda de espontaneidade. Olhando para trás, percebo que vivi um ano, talvez dois, como um relógio humano, passando de uma sub-rotina para a outra. Os dias se desdobravam em dias idênticos, todos programados no mesmo ritmo. No final do primeiro mês, até mesmo o "flex" havia se transformado em reflexo.

O único jeito de escapar da monotonia mortal era ler. Na história medieval, um prisioneiro é enviado para a cadeia com apenas um livro, mas descobre um universo de milhares de livros naquele único volume. Pelo que me lembro, também li só um livro naquele ano – uma coleção de ensaios fininha, intitulada *The Youngest Science* [A ciência mais jovem] –, mas o li como se fossem mil livros. Ele se tornou uma das influências mais profundas na minha vida na medicina.

***

The Youngest Science tinha o subtítulo *Notes of a Medicine--Watcher* [Notas de um observador da medicina] e falava sobre residência médica em outra era. Escrito pelo médico, cientista, escritor e poeta ocasional Lewis Thomas, o livro descreve seu período de residência médica e estágio nos anos 1930. Em 1937, formado pela Harvard Medical School, Thomas iniciou seu estágio no Boston City Hospital. Foi uma iniciação extenuante. "Recompensa pode ser a palavra errada para isso, pois o salário era irrisório", escreveu ele. "O quarto, as refeições e o serviço de lavanderia dos uniformes brancos eram fornecidos pelo hospital; o horário de trabalho era o dia todo, todos os dias [...]. Quase não era preciso ter dinheiro para despesas diárias porque não havia tempo para gastá-lo. De toda forma, os estagiários, ou internos, tinham uma fonte de recursos para poupança: eram os principais doadores para transfusões de sangue e recebiam 25 dólares por cerca de meio litro; duas ou três doações por mês nos mantinham ricos."

Lewis Thomas ingressou na medicina em um dos momentos de transição mais fundamentais da história. Temos tendência a esquecer que muito da "medicina moderna" é, de fato, surpreendentemente moderno: antes da década de 1930, você teria grande dificuldade em identificar uma única intervenção clínica que tivesse mais do que um impacto insignificante no curso de qualquer doença (a cirurgia, por outro lado, poderia ter um efeito transformador; pense na apendicectomia em casos de apendicite, ou na amputação devida a gangrena). Quase toda intervenção clínica poderia ser classificada em um dos três Ps – placebo, paliativo e purificação. Os placebos eram, sem dúvida, os remédios mais comuns – "medicamentos" cujos efeitos eram causados pelas reações psicológicas ou psicossomáticas dos pacientes (elixir para fraqueza e envelhecimento, ou tônico para depressão). Os remédios paliativos, por outro lado, eram muitas vezes genuinamente eficazes; incluíam morfina, ópio, álcool e várias tinturas, cataplasmas e bálsamos utilizados para amenizar sintomas, tais como coceira e dor. A categoria final – que rotulei, informalmente, de "purificação" – abrangia laxativos, purgativos, eméticos, e enemas utilizados para limpar o estômago e o intestino do seu conteúdo e aliviar a prisão de ventre e, em alguns casos, vomitar venenos. Eles funcionavam, apesar de serem de uso limitado na maioria dos casos médicos. (Em uma perversão épica, a ferramenta e a terapia eram, muitas vezes, invertidas. A purificação era uma intervenção comum no século XIX não porque fosse particularmente eficiente, mas porque era uma das únicas coisas que os médicos podiam conseguir de fato com os remédios; como diz o ditado popular, se você tem um martelo, tudo parecerá um prego.)

A escassez e ineficiência das intervenções terapêuticas criaram o que Thomas reconheceu como a filosofia reinante na medicina: o "niilismo terapêutico". Apesar das conotações negativas desse nome, o niilismo terapêutico foi, sem dúvida, um dos desdobramentos mais positivos da medicina do início do século XX. Ao reconhecer a absoluta inutilidade – e o visível malefício – da maior parte das intervenções clínicas do século XIX, uma nova geração de médicos decidira parar de praticá-las por completo. No lugar delas, luminares como William Osler, do Johns Hopkins, optaram por se concentrar na definição, observação, categorização e denominação das doenças, com a esperança de que isso permitiria às futuras gerações identificar intervenções terapêuticas genuínas. Osler, por exemplo, internava pacientes em enfermarias em Baltimore aparentemente com o único objetivo de observar a manifestação da "história natural" da doença em tempo real. A tentação demasiado humana de fazer algo tão reprimido. (O trabalho do médico, disse Thomas certa vez a um entrevistador, "era fazer o diagnóstico, o prognóstico, oferecer apoio e cuidados – e não intervir".) Os alunos de Osler não faziam intervenções com remédios inúteis; em vez disso, eles mediam volumes, respirações, pesos e alturas; auscultavam corações e pulmões, observavam a dilatação e a contração das pupilas, a expansão e o encolhimento de abdomens, reflexos neurais que apareciam e desapareciam. Parecia que o princípio de Hipócrates – *Primeiro, não faça nenhum mal* – havia sido transmutado para *Primeiro, não faça nada*.

E, no entanto, não fazer nada teria um profundo efeito purificador. Até a década de 1930, as cuidadosas sangrias do passado haviam alterado a disciplina de forma radical; ao observar a evolução das doenças e construir modelos de como elas ocorriam e evoluíam, os médicos começaram a estabelecer as bases de um novo tipo de medicina.

Eles haviam reconhecido as características primordiais da insuficiência cardíaca – a sobrecarga gradual do corpo com fluido e sua extrusão para os pulmões, os sons alterados do coração dilatado e sobrecarregado, ou as arritmias letais que ocorriam em seguida. O diabetes, eles descobriram, era uma disfunção do metabolismo do açúcar – a incapacidade do corpo de retirar o açúcar do sangue e levá-lo para os tecidos; que nos pacientes com acidose diabética o sangue se tornava cada vez mais saturado de glicose, apesar de os tecidos estarem carentes de nutrição, assim como um marinheiro que encontra água em todo lugar, mas não consegue uma gota para poder beber. Ou que as pneumonias por estreptococos muitas vezes surgiam depois de infecções por *influenza*; que os pacientes que se recuperavam de gripe poderiam, de repente, apresentar febres reincidentes e uma tosse seca e com vestígios de sangue; que pelo auscultador do estetoscópio era possível detectar em um único lobo do pulmão o farfalhar repetitivo e característico de consolidação – "como um homem pisando em folhas secas no outono", conforme descreveu um dos meus professores. Ou que um paciente com esse tipo de pneumonia poderia vivenciar duas trajetórias muito diferentes: o micróbio poderia superar as defesas fisiológicas e causar septicemia, falência dos órgãos e morte rápida; ou, cerca de dez dias após a infecção, o corpo desenvolveria um sistema imunológico primoroso contra o organismo, que resultaria no rápido alívio da febre e eliminação da bactéria do sangue. A patofisiologia – a fisiologia da patologia – foi construída dessa forma, com observação sobre observação, e se tornaria a plataforma sobre a qual a medicina moderna pôde ser estruturada.

Para Thomas, uma característica surpreendente da medicina na década de 1940 foi a capacidade de utilizar essas informações para criar intervenções terapêuticas genuínas contra doenças com base em preceitos racionais. Uma vez que a insuficiência cardíaca fora reconcebida em termos de disfunção da bomba e sobrecarga de volume (uma bomba com defeito não pode movimentar o mesmo volume de sangue pelo corpo e o volume extra retorna para os pulmões), uma terapia eficaz para a insuficiência cardíaca, apesar de rude, tornou-se evidente: a remoção de certa quantidade de sangue das veias para aliviar o coração sobrecarregado. Da mesma forma, quando a recuperação milagrosa da infecção por estreptococos foi entendida como a mobilização de uma resposta imunológica interna, isso também sugeriu uma nova abordagem terapêutica: a transferência do soro de um animal ou ser humano convalescente para um paciente recém- infectado, com o objetivo de fornecer os fatores defensivos cruciais (mais tarde descobriu-se que eram os anticorpos antiestreptococos) a fim de aumentar a resposta imunológica do paciente. Eis a descrição de Thomas para o tratamento de pneumonia por estreptococos baseado nesse princípio: "O soro era injetado na veia, bem devagar. Quando funcionava, a resposta aparecia em uma ou duas horas. A temperatura baixava e o paciente, que poderia estar moribundo algumas horas antes, estaria dormindo com boa saúde".

Thomas escreveu: "Para um estagiário, um novo mundo se abria. Fomos preparados para exercer um tipo de profissão, e sentíamos que a profissão em si havia mudado no momento do nosso ingresso [...]. Estávamos convencidos, da noite para o dia, de que nada estava fora do alcance do futuro. A medicina estava a todo o vapor". Era o nascimento do que Thomas chamou de a "ciência mais jovem".

**

Na época em que li *The Youngest Science*, a transformação científica da medicina se aprofundara ainda mais. Pense na insuficiência cardíaca de novo. Em 1937, Thomas escreveu que a única forma confiável de interferir nessa doença, além de favorecer o funcionamento do coração com oxigênio extra, era alterar o volume de sangue inserindo uma agulha em uma veia e tirando centenas de mililitros daquele fluido do corpo. Para um cardiologista que estivesse clinicando no final nos anos de 1990, isso seria semelhante a tentar lancetar um abscesso utilizando uma ventosa: poderia até funcionar, mas seria, decididamente, uma abordagem medieval. Esse cardiologista teria à sua disposição não apenas um ou dois, mas no mínimo dezenas de medicamentos para modular, com sutileza, o volume, a pressão e o ritmo do coração fraco, que incluiriam diuréticos, reguladores da pressão arterial, remédios que abrem canais para sal e água nos rins, ou que mantêm controle preciso do ritmo cardíaco. Além disso, haveria os desfibriladores implantáveis (informalmente chamados de marca-passos) que emitem descargas de eletricidade para "reconfigurar" o coração caso ele entre em um ciclo rítmico letal. E, para os casos de insuficiência cardíaca mais difíceis de tratar – como o de um jovem cujos músculos do coração foram destruídos pouco a pouco pelo misterioso acúmulo de ferro no coração, como no Homem de Lata, de *O mágico de Oz* –, procedimentos ainda mais inovadores, como o transplante de coração, seguido de uma bateria de remédios imunossupressores para garantir que o órgão transplantado permaneça, posteriormente, intacto e em funcionamento.

***

Porém, quanto mais eu lia *The Youngest Science* naquele ano, mais voltava a uma pergunta fundamental: A medicina é uma ciência? Se, por *ciência*, estamos nos referindo às espetaculares inovações tecnológicas das últimas décadas, então, sem dúvida, a medicina se enquadra. Mas as inovações tecnológicas não definem uma ciência; elas apenas comprovam que a medicina é científica – ou seja, que as intervenções terapêuticas são baseadas nos preceitos racionais da patofisiologia.

As ciências têm leis – afirmações da verdade baseadas na observação de experimentos repetidos que descrevem atributos universais da natureza. A física está repleta dessas leis. Algumas são potentes e gerais, como a lei da gravidade, que descreve a força de atração entre dois corpos com massa em qualquer lugar do universo. Outras aplicam-se a condições específicas, como a lei de Ohm, que só é verdadeira para certos tipos de circuitos elétricos. Em todos os casos, no entanto, uma lei explicita uma relação entre fenômenos observáveis que permanece verdadeira em múltiplas circunstâncias e múltiplas condições. As leis são normas que a natureza é obrigada a respeitar.

Há menos leis na química. A biologia é a ciência mais desregrada entre as três ciências básicas: para começar, existem poucas leis, e menos ainda universais. É claro que as criaturas vivas precisam obedecer a certas regras da física e da química, mas a vida existe, em geral, no interstício dessas leis, levando-as quase a romper limites. Nem mesmo o elefante pode transgredir as leis da termodinâmica – apesar de sua tromba, com certeza, estar entre os meios mais peculiares de movimentar a matéria com o uso de energia.

Mas a "ciência mais jovem" tem leis? Isso parece uma preocupação estranha agora, mas passei grande parte de minha residência médica procurando as leis da medicina. Os critérios eram simples: uma "lei" tinha que refinar algum princípio orientador universal da medicina em uma afirmação da verdade. A lei não poderia ser tomada de empréstimo da biologia ou da química, precisava ser específica da prática da medicina. Em 1978, em um livro mordaz e amargo chamado *The House of God* [A casa de Deus], o escritor Samuel Shem havia proposto "treze leis da medicina" (exemplo: "12ª Lei: Se o residente de radiologia e o estagiário virem uma lesão em uma radiografia, a lesão pode não estar lá"). Mas as leis que eu procurava não eram tentativas de distorcer a cultura médica ou de destacar suas perversidades à maneira de Shem; eu estava genuinamente interessado em regras ou princípios aplicáveis à prática da medicina em geral.

É claro que essas não seriam leis da física ou da química. Se a medicina for uma ciência de fato, é uma ciência muito mais branda. Existe gravidade na medicina, embora ela não possa ser capturada pelas equações de Newton. Há uma meia-vida problemática, mesmo que não haja instrumento projetado para medi-la. As leis da medicina não seriam descritas por meio de equações. Minha busca por elas não era uma tentativa de codificar ou reduzir a disciplina a pressupostos universais grandiosos. Na verdade, eu as imaginava como normas de orientação que um jovem médico poderia ensinar a si mesmo enquanto navegava na profissão que parece, à primeira vista, inavegável. O projeto começou de maneira despretensiosa, mas acabou gerando algumas das reflexões mais sérias em que já mergulhei a respeito dos princípios da minha disciplina.

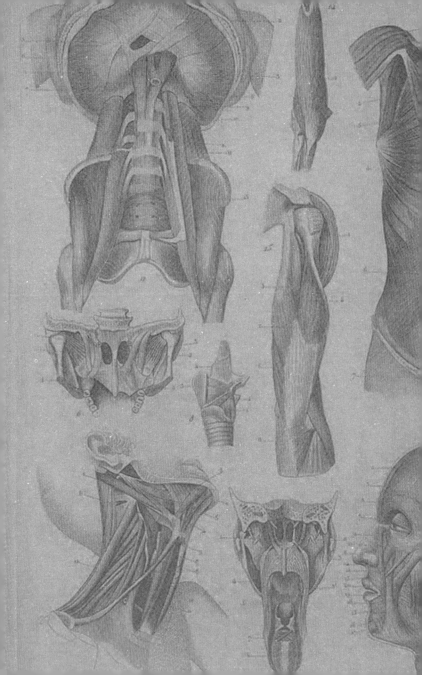

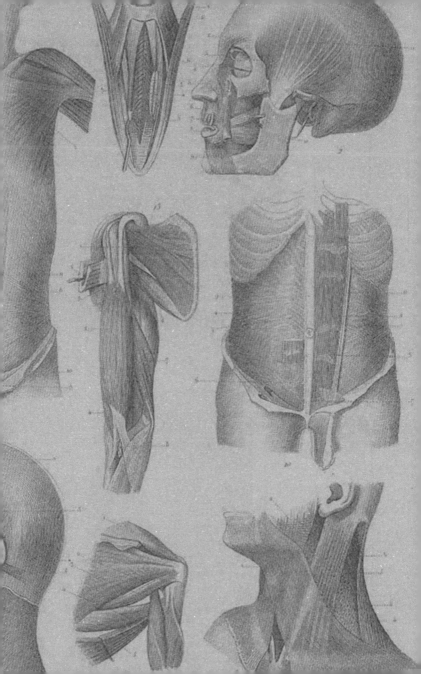

PRIMEIRA LEI

Uma intuição forte é muito mais poderosa do que um exame fraco.

Descobri a primeira lei da medicina por acaso – e foi exatamente como deveria ter sido, porque ela se refere bastante ao acaso. Na primavera de 2001, perto do fim do meu ano de estágio, pediram-me para ver um homem com perda de peso e fadiga inexplicáveis. Ele tinha 56 anos, residia em Beacon Hill, o bairro chique com casas geminadas de tijolos vermelhos e ruas arborizadas de paralelepípedos, próximas do Hospital Geral de Massachusetts.

O sr. Carlton – vou chamá-lo assim – era a mais pura expressão do morador de Hill. Trajando camisa azul engomada, paletó com reforços nos cotovelos e gravata de seda começando a desfiar, ele lembrava dinheiro, mas dinheiro antigo, daquele que se guarda embaixo do colchão. Havia algo em seus modos – uma volatilidade, uma irritabilidade vivaz – que eu não conseguia apreender. Quando ele se pôs de pé, percebi que o cinto de couro havia sido apertado com firmeza. E, o que era mais agourento, os músculos laterais da testa começaram a se enrugar – um fenômeno chamado de "depressão temporal" –, sugerindo, com clareza, que a perda de peso fora recente e severa. Ele levantou-se para a pesagem e disse que havia perdido quase doze quilos nos últimos quatro meses. Até o percurso entre a cadeira e a balança pareceu a travessia de um oceano. Ele teve que se sentar na volta, para retomar o fôlego.

O culpado mais provável era o câncer – alguma malignidade misteriosa, escondida, que estava levando à caquexia severa. Ele não tinha outros fatores de risco óbvios: não fumava nem tinha histórico familiar sugestivo da doença. Pedi alguns exames de laboratório, que mostraram resultados normais, exceto por uma ligeira queda na contagem de células brancas, que poderia ser atribuída a quase qualquer coisa.

Nas quatro semanas seguintes, vasculhamos o corpo dele em busca de sinais de câncer. As tomografias não detectaram sinais de anormalidade. A colonoscopia, para procurar um câncer de cólon oculto, não revelou nada além de um pólipo ocasional. O paciente consultou um reumatologista – porque sentia dores intermitentes de artrite nos dedos das mãos –, mas nada foi diagnosticado tampouco. Pedi outra bateria de exames de laboratório. O técnico da coleta de sangue reclamou, pois as veias do sr. Carlton estavam tão perfuradas que ele mal conseguia tirar o sangue.

Durante algum tempo, nada aconteceu. Parecia um beco sem saída para o diagnóstico. Mais exames davam negativo. O sr. Carlton estava frustrado; ele continuava a perder peso, e a impressão era de que seguiria assim até chegar a zero. Então, uma noite, quando voltava do hospital para casa, testemunhei um fato que mudou toda a minha visão sobre o caso.

Boston é uma cidade pequena – e a geografia da doença segue a geografia dos bairros (corro o risco de ser criticado aqui, mas é assim que estagiários pensam.) Na região noroeste ficam o bairro italiano de North End e os violentos estaleiros de Charlestown e Dorchester, com altas taxas de fumantes e trabalhadores expostos ao amianto (pense em câncer do pulmão, enfisema, asbestose). Ao sul estão os bairros desesperadamente pobres, devastados pela heroína e pela cocaína. Beacon Hill e Brookline, localizados mais ou menos no meio, são bastiões da classe média, com o espectro de doenças crônicas que, em geral, afetam essa classe.

O que aconteceu naquela noite foi o seguinte: por volta das seis horas, quando saí do hospital depois de visitar os pacientes, vi o sr. Carlton no saguão, perto do Coffee Exchange, conversando com um homem que fora internado havia alguns meses com uma grave infecção de pele, relacionada a uma agulha de injeção de heroína aplicada na veia de forma incorreta. A conversa poderia não durar mais do que alguns minutos. Poderia tratar de algo inócuo, como a troca de uma nota de 20 dólares ou um pedido de informações sobre o caixa eletrônico mais próximo. Mas no meu caminho para casa, no trem, a imagem continuava me assombrando: *o herdeiro de Beacon Hill conversando com o viciado de Mission Hill*. Havia uma familiaridade dissonante na linguagem corporal deles da qual eu não conseguia me livrar – uma violação da geografia, do sotaque, da ancestralidade, do código de vestimenta, da classe social. Quando cheguei à minha estação, eu sabia a resposta. Boston é uma cidade pequena. Deveria ter sido óbvio desde o princípio: o sr. Carlton era usuário de heroína. Talvez o homem no Coffee Exchange tivesse sido o fornecedor dele em algum momento, ou o conhecido de um conhecido. Pensando bem, eu também deveria ter ouvido o funcionário do laboratório, que tivera tanta dificuldade em coletar sangue do sr. Carlton: suas veias provavelmente estavam danificadas pelo uso frequente.

Na semana seguinte, como quem não quer nada, ofereci ao sr. Carlton um teste de HIV. Não comentei sobre o encontro que presenciara. Nem lhe perguntei se conhecia o homem de Mission Hill. O teste foi uma surpresa: deu positivo. Quando as contagens de carga viral e de CD4 foram concluídas, tínhamos fechado o diagnóstico: o sr. Carlton tinha aids.

* * *

Estou descrevendo esse caso em detalhes porque ele contém uma percepção fundamental. Todo desafio de diagnóstico na medicina pode ser imaginado como um jogo de probabilidades. A regra do jogo é: você determina uma probabilidade de que o sintoma do paciente possa ser explicado por alguma disfunção patológica – insuficiência cardíaca, por exemplo, ou artrite reumatoide – e então você junta evidências para aumentar ou diminuir a probabilidade. Cada fragmento de evidência – histórico médico do paciente, intuição do médico, observações da consulta médica, experiências anteriores, boatos, suspeitas, comportamentos, fofocas – aumenta ou diminui a probabilidade. Quando a probabilidade aponta para uma certa direção, você pede um exame para confirmação – e aí você lê o resultado do exame dentro do contexto na probabilidade anterior. Meu encontro com o sr. Carlton no saguão do hospital pode ser reconsiderado agora como esse jogo de probabilidades. A partir do meu viés de percepção, eu atribuíra ao sr. Carlton uma chance infinitesimalmente baixa de infecção por HIV. Ao final daquela tarde fatídica, no entanto, minha visão de canto do olho havia causado uma mudança drástica naquela probabilidade. A mudança foi suficiente para recalibrar a balança, desencadear o teste e revelar o diagnóstico final.

Mas você pode alegar que esse é um jeito muito estranho de diagnosticar uma doença. Que sentido faz avaliar a probabilidade de um teste positivo *antes* do teste? Por que não ir direto ao teste? Um médico internista mais cuidadoso teria logo investigado o HIV no paciente e caminhado com facilidade para o diagnóstico, sem se atrapalhar, como eu fizera durante meses.

É aqui que a percepção entra na nossa discussão – e ela pode parecer estranha no início: *um exame médico só pode ser interpretado com sensatez no contexto das probabilidades anteriores*. Pode parecer uma regra retirada de um manual do Groucho Marx: você precisa ter algum vislumbre de uma resposta antes de vislumbrar a resposta (e nunca, aliás, tentar se tornar membro de um clube que o aceitaria como sócio).

Para entender a lógica que está por trás desse paradoxo, precisamos entender que todos os exames médicos – e, na verdade, qualquer teste, em qualquer área– apresentam uma taxa de falso positivo e falso negativo. No falso positivo, o teste é positivo mesmo quando o paciente não tem a doença ou anormalidade (o resultado do teste de HIV é positivo, mas o paciente não tem o vírus). No falso negativo, o teste do paciente é negativo, mas a anormalidade está sendo investigada (ele está infectado, mas o teste é negativo).

O fato é que, se os exames dos pacientes estão sendo pedidos sem nenhum conhecimento prévio dos riscos, as taxas de falso positivo e falso negativo podem confundir qualquer tentativa de diagnóstico. Considere o seguinte cenário. Suponha que a taxa de falso positivo no teste de HIV seja de 1 para 1.000 – ou seja, em cada mil pacientes, um tem resultado positivo, mesmo que ele não tenha nenhuma infecção (a taxa real de falso positivo diminuiu desde meu tempo como estagiário, mas continua nessa faixa). E suponha, também, que apliquemos esse teste em uma população de pacientes na qual a prevalência de infecção por HIV seja também de 1 para 1.000. Por aproximação, para cada paciente infectado cujo teste é positivo, haverá também uma pessoa não infectada cujo resultado também será positivo. Em resumo, para cada teste com resultado positivo, há apenas 50 por cento de chance de que o paciente seja, de fato, soropositivo. Esse teste, temos que concordar, não é tão útil: ele só funciona na metade das vezes. O "médico internista mais cuidadoso" no nosso cenário original ganha muito pouco ao pedir um teste de HIV para um homem sem fatores de risco: se o resultado do *teste* for positivo, é mais provável que ele seja falso do que a infecção seja verdadeira. Se a taxa de falso positivo aumentar para 1 por cento e a prevalência cair para 0,05 por cento – ambos números realistas –, a chance de um teste positivo ser correto cai para lamentáveis 5 por cento. O teste estaria então errado *95 por cento* das vezes.

Por outro lado, observe o que acontece se a mesma população for *pré-selecionada*, com base em exposições ou comportamentos de risco. Suponha que nossa estratégia de pré-seleção seja tão precisa que possamos estratificar os pacientes como de "alto risco" *antes* do teste. Agora, a prevalência prevista da infecção sobe para 19 em 100, e a situação muda vertiginosamente. Para cada vinte testes positivos, apenas um é falso positivo, e dezenove são positivos verdadeiros – uma taxa exata de 95 por cento. Parece um coelho tirado da cartola de um mágico: pela mera troca da estrutura da população testada, o mesmo teste se transforma de perfeitamente inútil para perfeitamente útil. Você precisa de uma boa dose de "conhecimento prévio" – que chamei informalmente de intuição – para superar as deficiências do teste.

O "conhecimento prévio" que estou descrevendo é o tipo de coisa que os médicos da escola antiga fazem muito bem, e que as novas tecnologias da medicina negligenciam com frequência. "Conhecimento prévio" é o que está em jogo quando seu médico – em vez de pedir outro ecocardiograma ou um exame de estresse – pergunta se você tem inchaço nos pés e mede sua pulsação sem motivo aparente. Certa vez, vi um oncologista talentoso examinando uma paciente com câncer de pulmão. O exame ocorria de forma bastante previsível. Ele auscultou o coração e os pulmões. Verificou se havia erupções na pele. Pediu que ela caminhasse pela sala. Então, quando a consulta se encaminhava para o final, começou a fazer uma série de perguntas esquisitas. Ele tomava notas enquanto andava de lá para cá no consultório, deixando até escapar uma data errada. Ela o corrigiu, rindo. Quando fora a última vez que ela havia saído com os amigos?, perguntou ele. A caligrafia dela tinha mudado? Ela estava usando mais um par de meias com o sapato aberto na frente?

Quando a consulta terminou e a paciente saiu do consultório, indaguei-o sobre as perguntas. A resposta foi surpreendente e simples: ele estava investigando sinais de depressão, ansiedade, insônia, disfunção sexual, neuropatia e uma gama de outras sequelas da doença ou do tratamento. Ele refinara o processo com tantas iterações que as perguntas, aparentemente estapafúrdias, acabaram tão afiadas quanto a ponta de uma agulha. Uma mulher não sabe o que dizer se você lhe perguntar se ela tem "neuropatia", prosseguiu ele, mas ninguém esquece se colocou um par de meias a mais. É fácil citar uma data em resposta a uma pergunta específica. Perceber uma data que está errada requer uma combinação mais sutil de atenção, memória e cognição. Nenhuma das perguntas chegava perto de um diagnóstico definitivo; se houvesse sinais positivos ou negativos, com certeza ele precisaria pedir exames de laboratório. Mas ele estava fazendo o que os médicos mais eficientes fazem: estava pesando evidências e fazendo inferências. Estava jogando com as probabilidades.

Essa linha de raciocínio, vale notar, não é a única característica de qualquer exame específico. Ela se aplica não só à medicina como também às outras disciplinas que são baseadas em previsões: economia ou finanças, jogo de apostas ou astrologia. A lógica central continua sendo verdadeira, esteja você tentando fazer a previsão do tempo para amanhã ou das subidas e quedas do mercado de ações. Ela é uma característica universal de *todos* os testes.

***

O homem responsável por essa ideia estranha e esclarecedora não foi nem médico nem cientista. Nascido em Hertfordshire em 1702, Thomas Bayes era um clérigo e filósofo que atuava como sacerdote na capela de Tunbridge Wells, perto de Londres. Ele publicou apenas dois estudos significativos durante a vida – o primeiro, uma defesa de Deus, e o segundo, uma defesa da teoria do cálculo de Newton (era um sinal dos tempos que, em 1732, um clérigo não visse dissonância cognitiva entre essas duas iniciativas). Seu trabalho mais conhecido – sobre a teoria da probabilidade – não foi publicado enquanto ele era vivo e só foi redescoberto décadas depois da sua morte.

O problema estatístico que preocupava Bayes exige um componente sofisticado de raciocínio matemático. Os matemáticos compatriotas dele, em sua maioria, estavam preocupados com problemas de estatística pura: se você tem uma caixa com 25 bolas brancas e 75 bolas pretas, por exemplo, qual é a chance de tirar duas bolas pretas em sequência? Bayes, por outro lado, estava preocupado com o enigma inverso – o problema da aquisição do conhecimento a partir das realidades observadas. Se você tirar duas bolas pretas em sequência de uma caixa contendo bolas variadas, perguntou ele, o que pode ser dito sobre a composição de bolas pretas e bolas brancas na caixa? E se tirar duas bolas brancas e uma preta em sequência? Como sua avaliação sobre o conteúdo da caixa será modificada?

Talvez a ilustração mais impressionante do teorema de Bayes venha de uma adivinhação que um professor de matemática que conheci propunha aos seus alunos no primeiro dia de aula. Suponha, perguntava ele, que você vá a uma feira popular e encontre um homem jogando com moedas. Da primeira vez, sai "cara". Assim como quando ele joga pela segunda vez. E pela terceira, a quarta... e, assim por diante, em doze vezes seguidas, sai "cara". Diante disso, quais são as chances de que, na próxima jogada, saia "cara"? A maioria dos alunos da sala, treinados em estatística e probabilidade padronizadas, diria, com ar de sabichão: 50 por cento. Mas até uma criança sabe a resposta verdadeira: *a moeda é falsa*. O raciocínio puramente estatístico não pode chegar à resposta para essa pergunta, mas o bom senso, sim. O fato de ter saído "cara" doze vezes diz mais sobre a futura chance de sair "cara" do que qualquer fórmula abstrata. Se você não usar as informações de forma correta, fatalmente fará previsões tolas sobre o futuro. *Este é o modo como intuímos o mundo*, afirmava Bayes. Não existe conhecimento absoluto; só existe conhecimento condicional. A história se repete – assim como os padrões estatísticos. O passado é o maior guia para o futuro.

É fácil apreciar o significado teológico dessa linha de raciocínio. A teoria padronizada da probabilidade nos pede para prever as consequências do conhecimento abstrato: conhecendo-se a visão de Deus, o que se pode prever sobre o Homem? Mas o teorema de Bayes parte de uma abordagem mais pragmática e humilde para a inferência. Ele se baseia no conhecimento real e observável: conhecendo-se o mundo do Homem, pergunta Bayes, o que se pode supor sobre a mente de Deus?

***

Como isso poderia ser aplicado a um exame médico? As equações descritas por Bayes nos ensinam a interpretar um exame com base no nosso conhecimento anterior do risco e da prevalência: *se* um homem tem um histórico de dependência de drogas, e *se* viciados têm maior prevalência de infecção por HIV, qual é a chance de um teste positivo ser real? Um teste não é o oráculo de Delfos, lembra-nos Bayes; não é um profeta de verdades perfeitas. Ele é, na verdade, uma máquina que modifica probabilidades. Ela recebe e produz informações. Nós a alimentamos com uma "probabilidade inicial" e ela nos dá uma "probabilidade resultante". Se a alimentarmos com lixo, ela irá, sem sombra de dúvida, produzir lixo.

O aspecto interessante da regra do "entra lixo, sai lixo" é que somos rápidos para aplicá-la a informações ou computadores, mas relutamos a aplicá-la a exames médicos. Considere o teste de PSA [sigla em inglês de Antígeno Prostático Específico], por exemplo. O câncer de próstata é um câncer relacionado à idade: a incidência aumenta muito à medida que o homem envelhece. Se fizermos o exame de PSA em todos os homens com mais de 40 anos, o número de falsos positivos irá, sem dúvida alguma, ultrapassar o número de positivos verdadeiros. Milhares de biópsias e exames de confirmação desnecessários serão realizados, aumentando as complicações, as frustrações e os custos. Se fizer o mesmo exame em homens com mais de 60 anos, a correção pode melhorar um pouco, mas as taxas de falso positivo e falso negativo ainda serão altas. Acrescente mais dados – histórico familiar, fatores de risco ou genética – e a probabilidade de obter um exame útil de verdade continua sendo refinada. Não há como escapar dessa lógica. Porém, a demanda por exames indiscriminados de PSA para "detectar" câncer de próstata continua crescendo.

A força da lógica de Bayes não diminuiu à medida que as informações médicas se ampliaram; ela só ficou mais poderosa. Uma mulher que tem uma mutação do gene BRCA1 deve fazer uma mastectomia dupla? "Sim" e "não" são respostas tolas. A presença da mutação BRCA1 é conhecida para aumentar o risco de câncer da mama ou do ovário - mas o risco real varia bastante de pessoa para pessoa. Uma mulher pode desenvolver um câncer de mama letal, de avanço rápido, com 30 anos; outra pode desenvolver uma variedade indolente aos 80. Um analista bayesiano pediria que você obtivesse mais informações: a mãe ou a avó da mulher tiveram câncer de mama? Em que idade? O que sabemos sobre os riscos anteriores - genes, exposições, ambientes? Algum deles pode ser modificado?

Se checarmos os jornais para identificar as principais "controvérsias" que fervilham na medicina, elas com certeza referem-se à análise bayesiana, ou à falta de compreensão da teoria bayesiana. Uma mulher de 40 anos deve fazer mamografia? Bem, a não ser que possamos modificar a probabilidade anterior de ter câncer de mama, há chances de que detectemos mais irrelevâncias do que casos reais de câncer. E se inventássemos um exame de sangue incrivelmente sofisticado para detectar o Ebola? Deveríamos fazer exames em todos os passageiros de aeroportos para, com isso, evitar a disseminação de um vírus letal nos Estados Unidos? E se eu lhe dissesse, ainda, que *o exame tivesse dado resultado positivo para todas as pessoas infectadas com Ebola*, sendo que o único porém fosse uma taxa modesta de falso positivo de 5 por cento. À primeira vista, parece algo que nem exigiria muito esforço para decidir. Mas observe o que acontece com a análise bayesiana. Suponha que 1 por cento dos passageiros estejam de fato infectados com Ebola – uma fração significativa. Se um homem apresentar o resultado positivo no aeroporto, qual é a chance real de ele estar infectado? A maior parte das pessoas imagina um número entre 50 e 90 por cento. A resposta verdadeira é de aproximadamente 16 por cento. Se a prevalência real da infecção entre passageiros cair para 0,1 por cento, uma fração mais realista, a chance de um teste positivo ser real cai para surpreendentes 2 por cento. Em outras palavras, 98 por cento dos testes serão falsos, e nossos esforços serão soterrados pela busca de dois casos reais em cem.

Será que não podemos criar testes com precisão e consistência para escaparmos da órbita matemática funesta do teorema de Bayes? E se reduzíssemos a taxa de falsos positivos para um número tão baixo que não precisaríamos mais nos preocupar com probabilidades prévias? A abordagem de "fazer exame de tudo em todos" – o escâner portátil de corpo inteiro do dr. McCoy em *Star Trek* – funcionará se tivermos recursos infinitos e testes perfeitíssimos, mas começará a falhar quando os recursos e o tempo forem finitos. Talvez no futuro possamos imaginar um médico que não precise levantar seu histórico detalhado, medir a pulsação, fazer indagações sobre seus ancestrais, indagações sobre viagens recentes para um novo sistema planetário ou observar o ritmo dos seus passos enquanto você caminha pelo consultório. Talvez todas as prévias incertas, rudimentares e não quantificáveis – inferências, como as denominei informalmente – se tornem obsoletas. Mas até lá a medicina terá mudado. Estaremos orbitando em torno de um novo mundo, e precisaremos aprender novas leis da medicina.

* * *

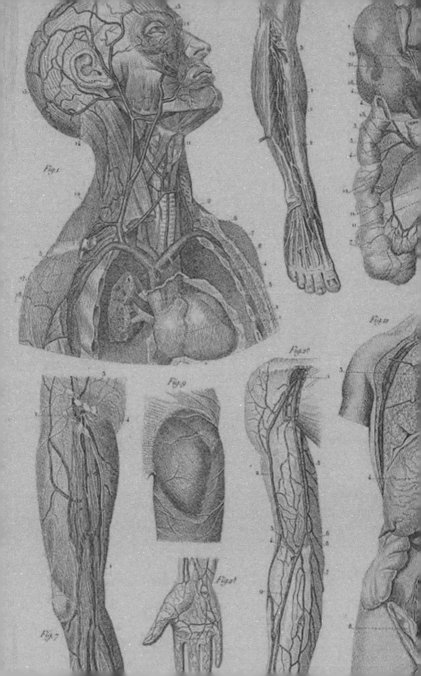

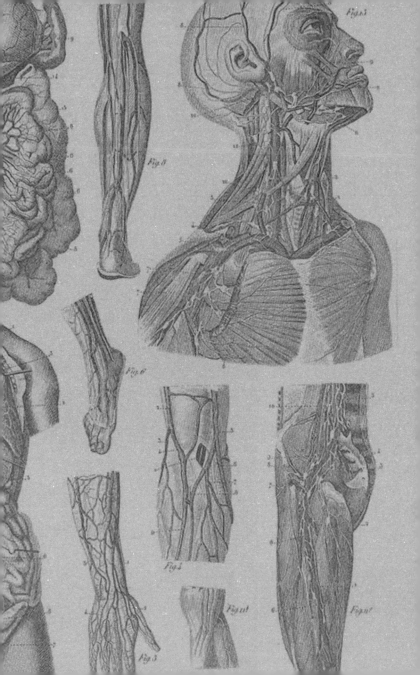

SEGUNDA LEI

Os "normais" nos ensinam regras; os "fora da curva" nos ensinam leis.

Tycho Brahe foi o astrônomo mais famoso do seu tempo. Nascido em 1546, em uma família rica que vivia na província da Escânia (então território da Dinamarca e, hoje, parte da Suécia), Brahe era aficionado da astronomia na juventude e logo se tornou um estudioso sistemático da movimentação dos planetas. Sua principal descoberta – a de que as estrelas não eram "cometas sem cauda" que estavam presas a uma abóbada celeste invisível, mas sim corpos maciços que irradiavam luz a partir de enormes distâncias no espaço – alçou-o à fama instantânea. Depois de ganhar do rei uma ilha enorme exposta a ventanias no estreito de Øresund, Brahe iniciou a construção de um observatório gigante para entender a organização do cosmos.

No tempo de Brahe, a visão mais bem-aceita do universo era a que fora proposta séculos antes pelo astrônomo grego Ptolomeu: a Terra ficava no centro do sistema solar e os planetas, o Sol e a Lua giravam ao redor dela. A teoria de Ptolomeu atendia ao antigo desejo humano de estar no centro do sistema solar, mas ela não conseguia explicar a movimentação observada dos planetas e da Lua com a utilização de órbitas simples. Para explicar esses movimentos, Ptolomeu teve que recorrer a trajetórias orbitais bizarras e complicadas, nas quais alguns planetas giravam ao redor da Terra, mas moviam-se em "epiciclos" menores, em torno de si mesmos, como dervixes rodopiantes que desenhavam sequências de círculos ao redor de um círculo central. O modelo era repleto de contradições e exceções – mas não havia nada melhor. Em 1512, um excêntrico erudito prussiano chamado

Nicolau Copérnico publicou um folheto rude afirmando uma heresia – que o *Sol* ficava no centro dos planetas, e que a Terra girava ao seu redor. Mas nem mesmo o modelo de Copérnico conseguia explicar a movimentação dos planetas. Segundo ele, as órbitas eram apenas circulares – e as posições previstas dos planetas se desviavam tanto das posições observadas que era muito fácil descartá-las como disparates.

Brahe reconhecia os aspectos válidos do modelo de Copérnico – que simplificava muitos dos problemas de Ptolomeu –, mas ainda não conseguia acreditar nele ("a Terra é um corpo volumoso, preguiçoso, impróprio para o movimento", escreveu). Assim, em uma tentativa de aproveitar o melhor dos dois mundos cosmológicos, propôs um modelo híbrido do universo, com a Terra ainda no centro e o Sol girando em torno dela – mas com os outros planetas girando ao redor do Sol.

O modelo de Brahe era espetacular. Sua força como cosmólogo era a primorosa exatidão das medições, e seu modelo funcionou perfeitamente para quase todas as órbitas medidas. As regras eram ótimas, exceto por um planeta incômodo chamado Marte. Marte não se encaixava. Ele era o "fora da curva", uma aberração, o grão de areia no olho da cosmologia tychoniana. Se você seguir Marte com cuidado no horizonte, verá que ele traça uma rota peculiar – avançando no início e *retrocedendo* no espaço antes de retornar ao movimento para a frente. Esse fenômeno, chamado de movimento de Marte retrógrado, não fazia sentido no modelo de Ptolomeu nem no de Brahe. Cansado da trajetória de Marte no céu noturno, Brahe transferiu o problema para um jovem assistente, pobre mas excepcionalmente ambicioso, chamado

Johannes Kepler, um matemático novato da Alemanha com quem ele tinha uma relação turbulenta e instável. É bem possível que Brahe tenha dado a Kepler o "problema de Marte" para mantê-lo distraído com um enigma de pouca importância. Talvez Kepler também tenha ficado emperrado, dando dois passos para a frente e cinco para trás, deixando para Brahe a dedicação a questões de interesse cosmológico.

Kepler, no entanto, não considerava Marte periférico: se um modelo planetário fosse verdadeiro, ele teria que explicar os movimentos de todos os planetas, não apenas dos convenientes. Ele estudou a movimentação de Marte de forma obsessiva. Conseguiu preservar alguns dos mapas astronômicos de Brahe mesmo depois da morte deste, afastando herdeiros vorazes durante quase uma década, enquanto examinava com cuidado os dados tomados de empréstimo. Criou pelo menos quarenta modelos diferentes para explicar o movimento retrógrado de Marte. Os regressos "bêbados" do planeta não se encaixavam em nenhum. E então a resposta chegou em um lampejo de inspiração: as órbitas de todos os planetas não eram círculos, mas *elipses* em volta do Sol. Todos os planetas, Marte incluído, giram em torno do Sol em elipses concêntricas. Visto da Terra, Marte se movia "para trás" da mesma forma que um trem parece estar retrocedendo quando outro trem o ultrapassa em um trilho paralelo. O que Brahe havia descartado como aberração era a informação mais importante necessária para entender a organização do cosmos. A exceção à regra se mostrou fundamental para a formulação de uma das leis de Kepler.

* * *

Em 1908, quando psiquiatras se deparavam com crianças que eram arredias, autocentradas, pouco comunicativas e propensas a comportamentos repetitivos, eles classificavam o problema como uma variante estranha de esquizofrenia. Mas o diagnóstico de esquizofrenia não era adequado. À medida que os psiquiatras infantis estudaram essas crianças no decorrer do tempo, ficava claro que a doença era bem diferente da esquizofrenia, apesar de alguns sintomas se sobreporem. Elas pareciam estar presas em um labirinto do seu próprio "eu", incapazes de escapar. Em 1912, o psiquiatra suíço Paul Eugen Bleuler cunhou uma nova palavra para descrever a doença: *autismo* – da palavra grega *autos* ("eu").

Durante algumas décadas, psiquiatras estudaram famílias e crianças com autismo, na tentativa de entendê-lo. Observaram que ele ocorria em famílias, muitas vezes atravessando várias gerações, e que essas crianças tendiam a ter pai e mãe – principalmente o pai – mais velhos. Mas um modelo sistemático para a doença ainda não existia. Alguns cientistas alegavam que o problema estava relacionado à anormalidade no desenvolvimento neural. Mas na década de 1960, a partir dos espasmos do pensamento psicanalítico e comportamental, uma nova teoria criou raízes e logo se firmou: o autismo era resultado de pais emocionalmente frios com os filhos.

Quase tudo sobre a teoria parecia se encaixar. Observados de perto, os pais de crianças com autismo pareciam mesmo distantes e desconectados delas. O fato de aquelas crianças aprenderem comportamentos espelhando-se nos atos dos pais estava bem estabelecido – e parecia perfeitamente plausível que elas pudessem imitar suas respostas emocionais também. Animais privados dos pais em experimentos desenvolveram comportamentos desajustados e repetitivos – e, portanto, crianças com esse tipo de pais também desenvolviam tais sintomas. No início da década de 1970, essa teoria havia se solidificado na hipótese da "mãe geladeira". As mães geladeiras, incapazes de descongelar o próprio "eu", criavam crianças frias, distantes, socialmente desajustadas, o que resultaria, por fim, em autismo.

A teoria da mãe geladeira conquistou a imaginação da psiquiatria – poderia haver combinação mais poderosa do que sexismo e uma doença misteriosa? – e desencadeou uma enxurrada de terapias para o problema. Crianças com autismo eram tratadas com choques elétricos, "terapias de apego", drogas alucinógenas para "aquecê-las" para o mundo, aconselhamento comportamental para corrigir seus pais mal adaptados. Um psiquiatra propôs uma "parentectomia" radical – algo semelhante a uma mastectomia radical para câncer de mama, exceto pelo fato de que nesse caso o genitor doente deveria ser extirpado da vida da criança.

No entanto, o histórico familiar do autismo não se encaixava no modelo. Era difícil imaginar o resfriamento emocional, o que quer que ele fosse, atravessando múltiplas gerações; ninguém havia documentado esse efeito. Também não era simples explicar a impressionante incidência de autismo em filhos de pais mais velhos.

Sabemos agora que o autismo tem pouco a ver com "mães geladeiras". Quando geneticistas examinaram o risco de autismo entre gêmeos idênticos, encontraram uma taxa impressionante de concordância – entre 50 e 80 por cento na maior parte dos estudos –, forte indicação de causa genética para a doença. Em 2012, biólogos começaram a analisar o genoma de crianças com o chamado autismo espontâneo. Nesses casos, os irmãos e os pais não têm a doença, mas uma criança a desenvolve – o que permite aos biólogos comparar e diferenciar o genoma dela com o de seus pais. Esses estudos de sequenciamento genético revelaram dezenas de genes diferentes entre pais sem autismo e filhos com autismo, sugerindo fortemente, mais uma vez, uma causa genética. Muitas das mutações agrupam-se em torno de genes relacionados ao desenvolvimento do cérebro e do sistema nervoso. Muitas delas resultam em anatomias de neurodesenvolvimento alteradas – circuitos cerebrais que parecem organizados de modo anormal.

Já sabemos que o comportamento das mães de crianças autistas não era a causa do autismo, era o efeito – uma resposta emocional à criança que, da sua parte, praticamente não tem nenhuma resposta emocional. Em resumo, não existem mães geladeiras. Só existem caminhos de desenvolvimento do sistema nervoso que, por falta de sinais e moléculas apropriadas, ficaram congelados.

***

As lições morais e clínicas dessa história são ainda mais relevantes hoje em dia. A medicina está no centro de uma vasta reorganização de princípios fundamentais. A maior parte dos nossos modelos de doenças é híbrida; o conhecimento do passado está misturado com o do presente. Esses modelos híbridos produzem a ilusão de um entendimento sistemático da enfermidade – mas esse entendimento é, de fato, incompleto. Tudo parece funcionar às mil maravilhas, até que um planeta começa a se movimentar para trás no horizonte. Inventamos muitas regras para entender a normalidade – mas ainda não temos uma compreensão profunda e mais unificada da fisiologia e da patologia.

Isso é verdade mesmo para as doenças mais comuns e muito estudadas – câncer, cardiopatias e diabetes. Se no câncer os genes que controlam a divisão celular sofrem mutações e causam seu crescimento descontrolado, por que os inibidores de divisão celular direcionados com maior precisão não curam o câncer na maior parte dos casos? Se o diabetes tipo 2 resulta da insensibilidade dos tecidos à sinalização da insulina, por que o acréscimo de mais insulina reverte muitas, mas não todas, das características desse distúrbio? Por que certas doenças autoimunes se concentram em certas pessoas, enquanto outras têm apenas uma variante? Por que os pacientes com determinadas doenças neurológicas, como o mal de Parkinson, apresentam risco reduzido de ter câncer? Essas perguntas "fora da curva" são os problemas de Marte da medicina: apontam para falhas sistemáticas em nosso entendimento, e, portanto, para possíveis formas novas de organização do cosmos.

Todo "ponto fora da curva" representa uma oportunidade de refinar nosso entendimento sobre a doença. Em 2009, um jovem cientista nova-iorquino que estudava o câncer, chamado David Solit, iniciou um projeto de pesquisa que, à primeira vista, poderia parecer bobagem de cientista novato. É um fato aceito há muito tempo no mundo da farmacologia que nove entre dez remédios em desenvolvimento estão fadados ao fracasso. No jargão farmacêutico, esse fenômeno é chamado de vale da morte: um medicamento novo caminha devagar nas fases iniciais de desenvolvimento, aparentemente alcançando todos os marcos científicos, e, no entanto, é inevitável que perca força e morra durante um teste clínico real. Em alguns casos, é preciso encerrar o experimento devido a toxicidades não previstas. Em outros, o remédio não provoca nenhuma resposta. De vez em quando, um teste apresenta uma resposta surpreendente, mas ela é imprevisível e rara demais. Em um experimento com 1.000 mulheres, o desaparecimento completo de todas as lesões metastáticas de um câncer de mama pode ocorrer em apenas uma delas – enquanto 999 não apresentam resposta alguma. Um paciente com melanoma bem disseminado pode viver por quinze anos, enquanto o restante do grupo morre até o sétimo mês do experimento.

O problema com esses indivíduos "que respondem de forma excepcional", como Solit os chamou, é que, em geral, eles são ignorados, atribuídos a erros no diagnóstico ou apenas considerados como pessoas de sorte. O título vinculado a esses históricos de casos leva o carimbo da mais recente maldição científica: *casos interessantes de paciente único*. As revistas médicas recusam-se a publicar esses relatos há muito tempo. Nos congressos científicos em que tais casos são descritos, a maioria dos pesquisadores os encara com pouco-caso e evita o assunto. Quando os experimentos terminam, os indivíduos que responderam bem ao fármaco recebem a classificação oficial de "pontos fora da curva", e o remédio vai para o lixo sem alarde.

Mas Solit queria entender essas respostas raras. Aqueles "que respondem de forma excepcional", alegava, poderiam ter alguma combinação específica de fatores – genes, comportamentos, fatores de risco, exposições ambientais – que determinaram a resposta rápida e duradoura. Ele decidiu usar as ferramentas médicas mais recentes para entender as respostas da forma mais profunda e abrangente possível. Um paradigma fora invertido: em vez de fazer um esforço enorme buscando descobrir por que um fármaco havia falhado como a maior parte de seus colegas faria, Solit tentaria entender por que ele funcionava às vezes. O jovem cientista procuraria mapear a paisagem do vale da morte – não investigando todos os que haviam sucumbido nele, mas entrevistando um ou dois pacientes que haviam escapado dele.

Em 2012, a equipe de Solit publicou a primeira análise desse experimento. De acordo com a análise, até meados de abril de 2010, 44 pacientes com câncer avançado de bexiga tinham sido tratados com um novo princípio ativo, chamado everolimo. Os resultados foram uniformemente desanimadores. Alguns tumores podiam até ter diminuído um pouco, mas nenhum dos pacientes apresentara uma resposta notável. Então, em meados de abril de 2010, eis que surgiu a paciente 45 – uma mulher de 73 anos com tumores alojados em todo o abdômen, que estavam invadindo os rins e os nódulos linfáticos. Ela começou a tomar o remédio naquele mês. Em semanas, os tumores começaram a regredir. Aquele que estava invadindo o rim necrosou e desapareceu.

Quinze meses depois, quando as tomografias foram analisadas novamente, os médicos tiveram que se esforçar muito para conseguir enxergar sinais visíveis de tumores no abdômen dela.

Solit dedicou-se apenas àquele caso. Acreditando ser provável que genes estivessem envolvidos, ele retirou amostras do tumor da paciente 45 do freezer e sequenciou todos os genes até encontrar os que sofreram mutação (na maior parte dos cânceres em seres humanos, de dez a 150 genes podem apresentar mutações). O tumor da mulher apresentava 140 mutações. Entre todas, duas se destacavam: uma em um gene denominado TSC1 e outra em um gene chamado NF2. Esses dois genes eram suspeitos de modular a resposta ao everolimo, mas antes de Solit ninguém havia encontrado uma prova formal da relação em pacientes humanos.

Mas esse ainda era um "caso interessante de paciente único", desdenhado pelos cientistas. A equipe de Solit voltou então ao experimento original e sequenciou os mesmos genes em um grupo maior de pacientes. Imediatamente surgiu um padrão. Outros quatro pacientes que tinham mutações no gene TSC1 haviam apresentado respostas moderadas, enquanto entre os demais pacientes, com mutações em genes que não eram o TSC1, nenhum apresentara sequer um fiapo de resposta. Por meio de apenas uma variável – a mutação no gene TSC1 – seria possível segregar o experimento entre aqueles que apresentaram respostas moderadas ou intensas e os que não responderam ao tratamento. "Casos interessantes de pacientes únicos são, em geral, desconsiderados", escreveu Solit. Mas foi exatamente esse caso interessante que acabou sendo um portal para um novo direcionamento científico. Em um experimento futuro, o grupo de pacientes poderia ser sequenciado *antecipadamente*, e apenas aqueles com mutações no gene TSC1 poderiam ser tratados com o princípio ativo. Talvez o mais importante, a relação entre o gene e a suscetibilidade das células tumorais levou a uma nova série de investigações científicas para o mecanismo de vulnerabilidade seletiva, abrindo caminho para novos testes com fármacos inovadores.

Mas seria uma *lei* da medicina o fato de esses pontos fora da curva fornecerem as informações mais precisas em nossa busca? No tempo de Lewis Thomas, essa lei não faria sentido algum: não havia nada para ficar "fora da curva". O volume de intervenções médicas era tão limitado que qualquer avaliação das variações nas respostas seria inútil; se todos os pacientes com insuficiência cardíaca estavam destinados a morrer, não fazia sentido separar uns dos outros. Mas foi exatamente isso que mudou: dados que não se encaixam nos modelos atuais de doença tornaram-se importantes não apenas porque estamos reavaliando a natureza do nosso conhecimento, mas também porque geramos dados novos todos os dias. Pense na grande variedade de remédios e procedimentos cirúrgicos não como intervenções terapêuticas, mas como incursões investigativas. Pense em cada medicamento como uma ferramenta química – um bisturi molecular – que perturba a fisiologia humana. A aspirina desliga um interruptor do sistema inflamatório. O lipitor aperta um parafuso no metabolismo do colesterol. Quanto mais utilizarmos esses recursos de investigação, mais provável será nossa capacidade de alterar a fisiologia. E quanto mais alterarmos a fisiologia, mais encontraremos variações na resposta e, assim, descobriremos sua lógica interna e oculta.

* * *

Em uma manhã na primavera de 2015, liderei um grupo de estudantes de medicina na Universidade Columbia no que chamei de "visitas fora da curva". Estávamos caçando variantes de respostas para a cicatrização de feridas. As feridas da maior parte dos pacientes com incisões cirúrgicas cicatrizam em uma semana. Mas e aqueles poucos pacientes cujas feridas não se curam? Íamos de quarto em quarto no hospital, tentando encontrar casos em que as feridas pós-cirúrgicas não cicatrizaram. A maior parte era previsível – sabe-se que pacientes mais velhos com incisões cirúrgicas complexas ou com diabetes têm cicatrização difícil. Mas, depois de nove desses casos, entramos no quarto de uma jovem que se recuperava de um procedimento abdominal cuja incisão estava aberta e não cicatrizava. Os estudantes pareciam intrigados. Nada a respeito daquela mulher, ou da incisão, parecia diferente das centenas de outros cuja cicatrização fora perfeita. Depois de uma longa pausa, eles começaram a fazer perguntas. Um deles quis saber sobre o histórico familiar: Alguém da família já tinha passado por experiência semelhante? Outro perguntou se poderia limpar o tecido para verificar se havia infecções indolentes e não usuais. Os modelos ortodoxos de cicatrização de ferimentos estavam se desfazendo nas suturas, eu suspeitava, e estava nascendo uma nova forma de pensar sobre um velho problema.

Em medicina, passamos grande parte do nosso tempo dissecando e entendendo o que podemos chamar de problemas "típicos". Por "típicos" estou me referindo à faixa da normalidade; compilamos um vasto catálogo de parâmetros fisiológicos normais: pressão arterial, altura, massa corporal, taxa de metabolismo. Mesmo os estados patológicos estão descritos em termos que foram tomados de empréstimo à normalidade: há um diabético médio, um caso típico de insuficiência cardíaca e uma resposta padrão à quimioterapia.

Mas temos pouco entendimento sobre o que faz um indivíduo atípico ficar fora do intervalo de normalidade. Os "típicos" nos permitem criar regras, enquanto os "atípicos" atuam como portais para a compreensão mais profunda dessas leis. A fórmula padrão "altura (em centímetros) menos 100 = peso médio mais 10 por cento (em quilos)" é uma regra que funciona para a maior parte da população. Mas basta apenas um encontro com uma pessoa com nanismo genético para saber que há genes que controlam essa relação e que mutações podem despedaçá-la.

No seu livro *The Logic of Scientific Discovery* [A lógica da descoberta científica], de 1934, o filósofo Karl Popper propôs um critério essencial para distinguir um sistema científico de um não científico. A característica fundamental de um sistema científico, afirmou Popper, não é o fato de suas proposições serem verificáveis, mas de serem *falsificáveis* – ou seja, toda teoria inclui uma possibilidade inerente de se provar falsa. Uma teoria ou proposição só pode ser considerada "científica" se incluir uma previsão ou observação que a tornará falsa. As teorias que não conseguem gerar conjecturas "falsificáveis" não são científicas. Se a medicina quiser se tornar uma ciência de boa-fé, teremos que aproveitar todas as oportunidades de falsificar seus modelos, de modo que possam ser substituídos por outros novos.

····

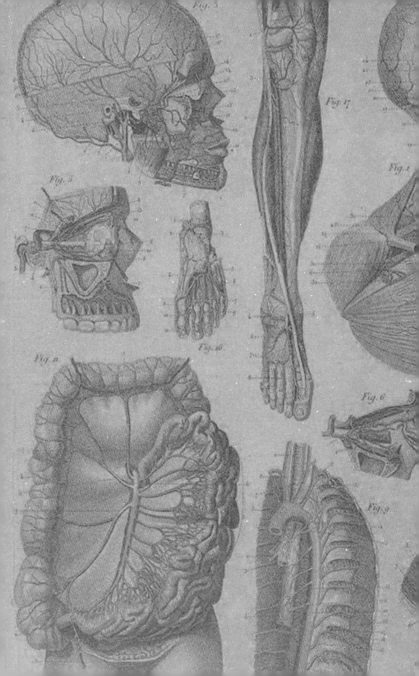

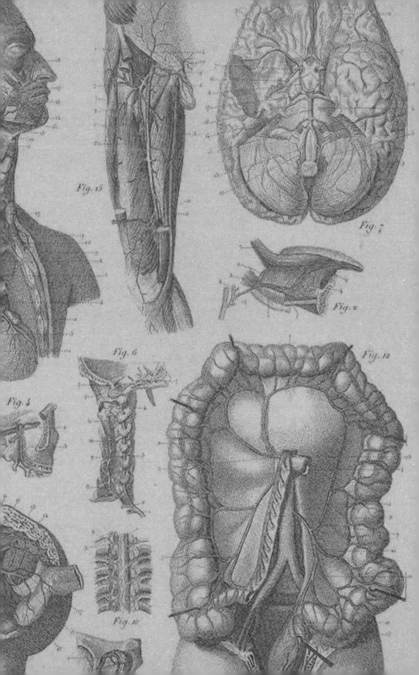

TERCEIRA LEI

Para cada experimento médico perfeito, há um viés humano perfeito.

No verão de 2003, terminei meus três anos de residência em medicina interna e obtive uma bolsa de estudos em oncologia. Foi uma época empolgante. O Projeto Genoma Humano estabelecera os fundamentos da nova ciência da genômica – o estudo do genoma inteiro. Apesar de terem surgido críticas com frequência na mídia – o projeto não teria cumprido o que prometera, reclamaram alguns –, ele não foi nada menos do que um prêmio inesperado para a biologia do câncer. O câncer é uma doença genética, uma enfermidade causada por mutações nos genes. Até aquela época, a maior parte dos cientistas havia examinado um gene por vez nas células cancerígenas. Com o advento das novas tecnologias para examinar milhares de genes em paralelo, a verdadeira complexidade dos cânceres estava ficando evidente. O genoma humano tem um total de cerca de 24 mil genes. Em alguns cânceres, até 120 genes foram alterados – um em cada 200 –, enquanto, em outros, apenas dois ou três genes sofreram mutações. Por que alguns cânceres apresentam essa complexidade, enquanto outros são geneticamente mais simples? Até mesmo as perguntas – e não apenas as respostas – lançadas pelo projeto de sequenciamento do genoma eram inesperadas.

E, o mais importante, a capacidade de examinar milhares de genes em paralelo, sem fazer nenhuma suposição a respeito dos genes mutantes, possibilitou aos pesquisadores encontrar associações genéticas com o câncer até então desconhecidas. Algumas das mutações recém-descobertas no câncer foram de fato inesperadas: os genes não controlavam o crescimento diretamente, mas afetavam o metabolismo de nutrientes ou modificações químicas do DNA. A transformação estava vinculada à diferença entre medir um ponto no espaço e olhar para uma paisagem toda – mas era ainda maior. Olhar para o câncer antes do sequenciamento do genoma era olhar para o desconhecido conhecido. Com o sequenciamento do genoma à mão, era como encontrar o desconhecido.

Grande parte do entusiasmo a respeito da descoberta desses genes foi motivada pela ideia de que isso poderia abrir novas perspectivas para o tratamento do câncer. Se as células cancerígenas dependessem dos genes mutantes para sua sobrevivência ou crescimento – "viciadas" em mutações, como os biólogos gostam de descrevê-las –, atacar esses vícios com moléculas específicas poderia forçar as células cancerígenas a morrer. Os venenos químicos da arma de guerra contra o crescimento celular ficariam obsoletos finalmente. O exemplo mais espetacular desse remédio, o Gleevec (no Brasil, Glivec), para uma variante da leucemia, eletrizou toda essa área. Ainda me lembro do primeiro paciente que tratei com o Gleevec, um homem de 56 anos cuja medula óssea havia sido tão devorada pela leucemia que ele quase não tinha mais plaquetas e sangrava profusamente em cada biópsia que realizávamos. O bolsista tinha que ir ao encontro do sr. K com um pacote de gaze esterilizada do tamanho de um tijolo na sala de exames e comprimi-lo no local da biópsia por meia hora para evitar a hemorragia. Cerca de quatro semanas depois de o homem ter iniciado o tratamento com Gleevec, foi minha vez de fazer a biópsia. Fui preparado com a tonelada de gaze, temendo a meia hora de provação – mas, quando retirei a agulha, o ferimento parou de sangrar sozinho. Através daquela perfuração na pele, onde nas beiradas se formava um coágulo de aparência normal, pude ver o nascimento de uma revolução no tratamento do câncer.

Lá pela primeira semana como bolsista, descobri que outro medicamento, um primo molecular do Gleevec, estava sendo testado no nosso hospital para um tipo diferente de câncer. O remédio havia apresentado efeitos promissores em modelos com animais e em experimentos anteriores com seres humanos – e um teste anterior estava avançando com pacientes humanos.

Eu herdara um grupo de pacientes participantes do experimento de um colega que já havia se formado no programa. Até mesmo um exame superficial dos pacientes que constavam da minha lista indicava uma taxa de resposta espetacular. Uma mulher com um tumor massivo no abdômen descobriu que ele estava se desfazendo em poucas semanas. Outro paciente teve uma redução notável nas dores das metástases. Os outros colegas também observavam excelentes respostas nos seus pacientes. Falávamos, com reverência, do medicamento, da excelente taxa de resposta e de como ele poderia mudar o panorama do tratamento do câncer.

No entanto, seis meses depois, os resultados globais do estudo revelaram-se uma decepção surpreendente. Distante das taxas de resposta de 70 ou 80 por cento que esperávamos dos nossos dados, a taxa global era de míseros 15 por cento. A misteriosa discrepância não fazia sentido, mas a razão por trás dela ficou evidente algumas semanas depois, quando examinamos os dados com profundidade. A bolsa de estudos em oncologia durava três anos, e cada grupo de formandos passava alguns dos pacientes de sua lista para o novo grupo, transferindo os demais para médicos mais experientes do hospital. Encaminhar o paciente para um colega ou para um médico era uma decisão pessoal. A única condição era que o paciente que fosse ser atendido por um novo bolsista deveria ser um caso de "valor educacional".

Na verdade, todos os pacientes transferidos para os novos bolsistas eram os que respondiam ao medicamento, enquanto todos os encaminhados aos médicos eram os que não apresentavam resposta. Preocupados com o fato de os novos bolsistas não conseguirem lidar com necessidades médicas mais complexas de homens e mulheres que não apresentavam resposta ao remédio – os pacientes com variantes da doença mais recalcitrantes e resistentes ao tratamento –, os formandos haviam transferido todos os pacientes que não apresentavam resposta aos médicos mais experientes. Essa distribuição não tinha nenhum viés premeditado, e, no entanto, o simples desejo de ajudar os pacientes distorcera de maneira acentuada o experimento.

***

Toda ciência sofre com o viés humano. Mesmo quando treinamos máquinas potentes para coletar, armazenar e manipular dados por nós, os observadores, intérpretes e árbitros finais dos dados são os seres humanos. Na medicina, esses vieses são particularmente cruciais por dois motivos. O primeiro é a esperança: nós *queremos* que nossos remédios funcionem. A esperança é um sentimento bonito na medicina – é seu centro mais suave –, mas é também a mais perigosa. Poucas histórias envolvendo uma combinação de esperança e ilusão em medicina são mais trágicas, ou mais prolongadas, do que a da mastectomia radical.

No início do século XX, durante o alegre florescimento da cirurgia moderna, os cirurgiões haviam concebido operações meticulosas para remover tumores malignos de mama. Muitas mulheres com câncer foram curadas por essas "extirpações" cirúrgicas – e algumas ainda tinham recidivas com metástases em todo o corpo. Tais recidivas pós-operatórias preocupavam as mentes brilhantes da cirurgia. Em Baltimore, o ultraprodutivo cirurgião William Halsted afirmou que tecido maligno deixado para trás durante a cirurgia original causava a recidiva. Ele descrevia a cirurgia de câncer de mama como uma operação "contaminada". Resíduos espalhados e deixados para trás pelo cirurgião, argumentava, eram o motivo das metástases.

A hipótese de Halsted era coerente do ponto de vista lógico – mas incorreta. Para a maioria das mulheres com a doença, o verdadeiro motivo das recidivas pós-operatórias não era o crescimento de resíduos de tecidos malignos. Na verdade, o câncer migrara do seio bem antes da cirurgia. As células cancerígenas, ao contrário das expectativas de Halsted, não circulavam em parábolas metastáticas em torno do tumor original; a disseminação pelo corpo era mais inconstante e imprevisível. Mas Halsted estava assombrado pela "operação contaminada". Para testar sua teoria da disseminação local do câncer, ele amputava não só a mama, mas também uma vasta massa de tecido subjacente, que incluía os músculos que movimentam o braço e os ombros e os nódulos linfáticos profundos, visando "limpar" o local da operação.

Halsted chamou o procedimento de mastectomia *radical*, utilizando a palavra "radical" com o significado original do termo em latim, "raiz"; o objetivo da mastectomia agressiva era extirpar o câncer do corpo pela raiz. Na época, entretanto, a própria palavra sofreria metástase no significado e se transformaria em uma das mais inescrutáveis fontes de vieses. Os alunos de Halsted – e as mulheres com câncer de mama – passaram a pensar na palavra "radical" com o segundo sentido: "avançado, inovador, arrojado". O que um cirurgião ou uma mulher, diante de uma doença mortal, recidivante, escolheriam, além da mastectomia radical? Não testada e não contestada, a teoria tornou-se lei: nenhum cirurgião queria realizar um experimento em vez de um procedimento cirúrgico que eles *sabiam* que iria funcionar. A proposição de Halsted calcificara-se em uma doutrina cirúrgica. Cortar mais significava curar mais.

E, no entanto, as mulheres continuavam a ter recidivas – não ocasionalmente, mas em números elevados. Na década de 1940, um pequeno grupo de cirurgiões insurgentes – com mais proeminência Geoffrey Keynes, em Londres – tentou questionar a lógica essencial da mastectomia radical, com pouco êxito. Em 1980, quase oito décadas depois da primeira operação de Halsted, foi lançado um experimento randomizado comparando a mastectomia radical com cirurgias mais conservadoras. (Bernie Fisher, o cirurgião que liderava o estudo, escreveu: "Em Deus, confiamos. Todos os demais têm que apresentar dados".) Até mesmo esse experimento claudicou até a conclusão. Seduzidos pela lógica e pela bravura da cirurgia radical, os cirurgiões americanos estavam tão relutantes em submeter o procedimento a teste que foram raras as inscrições para controle. Cirurgiões do Canadá e de outras nações tiveram que ser persuadidos a ajudar a concluir o estudo.

Os resultados foram tão negativos que surpreenderam. Mulheres que haviam passado pelo procedimento radical enfrentaram diversas complicações debilitantes e não tiveram nenhum benefício: a chance de recidivas era idêntica às das mulheres tratadas com cirurgias mais conservadoras, combinadas com radiação local. Pacientes de câncer de mama haviam sido submetidas ao calvário da cirurgia radical sem nenhum motivo real. O resultado foi tão desestabilizador para a área que o experimento foi revisitado na década de 1990 e novamente em 2000; mais de duas décadas depois, ainda não havia diferença no resultado. É difícil mensurar toda a amplitude dos seus efeitos, mas de 100 mil a 500 mil mulheres foram submetidas à mastectomia radical entre 1900 e 1985. Hoje em dia, o procedimento é muito raro, se é que ainda é adotado.

* * *

Olhando para trás, é fácil identificar as fontes do viés da cirurgia radical: um cirurgião poderoso obcecado pela inovação, uma palavra que mudou de significado, uma geração de mulheres forçadas a acreditar nos comandos de um médico e uma cultura de perfeição que era quase sempre resistente a críticas. Mas outras fontes de vieses em medicina são bem mais difíceis de identificar, por serem mais sutis. Ao contrário do que acontece em quase todas as outras ciências, na medicina o sujeito – ou seja, o paciente – não é passivo, mas sim um participante ativo nos experimentos. No mundo atômico, o princípio da incerteza de Heisenberg determina que a posição e o *momentum* de uma partícula não podem ser calculados com precisão absoluta. Se você enviar uma onda de luz para medir a posição de uma partícula, afirmou Heisenberg, a incidência da onda na partícula modifica seu *momentum*, e, portanto, sua posição, e assim *ad infinitum*; você não consegue medir os dois com absoluta certeza. A medicina tem sua própria versão da incerteza "heisenberguiana": quando você inscreve um paciente em um estudo, você inevitavelmente altera a natureza da psique do paciente e, portanto, altera o estudo. O dispositivo utilizado para mensurar o sujeito transforma a natureza do sujeito.

A psique ativa do paciente, por exemplo, faz com que estudos que dependem da memória dele sejam bastante traiçoeiros. Em 1993, um pesquisador de Harvard chamado Edward Giovannucci decidiu verificar se dietas ricas em gordura alteravam o risco de câncer de mama. Ele identificou um grupo de mulheres com câncer de mama e outro de mulheres da mesma idade sem câncer de mama, e perguntou às integrantes de cada grupo como haviam sido os seus hábitos alimentares na última década. A pesquisa produziu um sinal destacado: as mulheres com câncer tinham propensão muito maior a ter consumido dietas ricas em gordura.

Mas houve uma reviravolta: descobriu-se que uma década antes as mulheres do estudo de Giovannucci também tinham participado de uma pesquisa sobre dieta, cujos dados estavam armazenados com segurança em um computador. Quando os dois estudos foram comparados, constatou-se que em mulheres sem câncer de mama a dieta mais recente e a anterior eram praticamente idênticas. Nas mulheres com câncer de mama, entretanto, as dietas recentes não apresentavam excesso de gordura. Só a dieta "antiga" era rica em gordura. Essas mulheres haviam vasculhado sua memória inconscientemente em busca de uma causa para o câncer e inventado um culpado: seus próprios maus hábitos alimentares. Haveria culpa melhor do que aquela atribuída a si mesmo?

Mas os estudos com método duplo-cego, randomizados, controlados e prospectivos não eliminam todos esses vieses? A própria existência de tal tipo de estudo – no qual o grupo de controle e o grupo experimental são determinados de forma randômica, os pacientes são tratados prospectivamente e tanto médicos quanto pacientes desconhecem quem está ou não recebendo o tratamento – é um testemunho de como a medicina leva a sério seus próprios vieses, e de quanto contorcionismo precisamos fazer para nos protegermos deles. A importância dos estudos não pode ser superenfatizada. Vários tratamentos considerados benéficos para o paciente com base em sólidas evidências de relatos, ou décadas de estudos não randomizados, provaram finalmente ser *prejudiciais* com base em estudos randomizados. Eles incluem, entre outros exemplos, o uso de terapia com altas doses de oxigênio para recém-nascidos, medicamentos contra arritmia depois de ataques cardíacos e terapias de reposição hormonal para mulheres.

Mas nem mesmo todo esse contorcionismo experimental é capaz de eliminar o mais sutil dos vieses. É o princípio heisenberguiano em ação outra vez: quando pacientes são inscritos em um estudo, inevitavelmente eles serão afetados por essa inscrição. A decisão de um homem de se inscrever em um estudo para mensuração do efeito dos exercícios no controle do diabetes é uma decisão ativa. Isso significa que ele participa do processo médico, segue certas instruções ou mora em um bairro com tratamento médico acessível, e assim por diante. Isso significa que ele pertence a certa raça ou grupo étnico ou a uma classe socioeconômica específica. Um estudo randomizado pode chegar a conclusões específicas sobre a eficácia de um remédio, mas, na verdade, ele julgou a eficácia apenas no subgrupo de pessoas que foi randomizado. O poder do experimento depende em essência dos seus limites firmes, e é justamente isso que o torna limitado. O experimento pode ser perfeito, mas se ele é generalizável é outra história.

A reverência a experimentos randomizados e controlados em medicina é sua própria fonte de viés. Comprovou-se que a vacina BCG, contra a tuberculose, tem um potente efeito protetor em um experimento randomizado, mas sua eficácia parece diminuir quando se desce das latitudes norte para sul – onde, aliás, a doença é mais prevalente (ainda não entendemos o viés para esse efeito, apesar de a variação genética ser a culpada mais óbvia). Essas distorções – vamos chamá-las de vieses heurísticos – não são periféricas à prática da medicina. Praticamente todos os dias me pedem para determinar se um certo medicamento vai funcionar para um paciente – um afro-americano, por exemplo –, quando o experimento foi realizado em uma população com predominância de homens brancos no Kansas. As mulheres estão visivelmente sub-representadas nos estudos randomizados. Na verdade, as fêmeas de camundongos são claramente sub-representadas nas experiências de laboratório. Extrair sabedoria médica de um estudo randomizado envolve muito mais do que ler a última linha do estudo publicado em alguma renomada revista médica. Envolve percepção, julgamento e interpretação humana – e, portanto, viés.

O advento de novas tecnologias médicas não diminuirá o viés. Elas vão amplificá-lo. Mais julgamento e interpretação humana serão necessários para compreensão desses estudos – e, assim, mais vieses serão introduzidos. *Big data* não é a solução para o problema do viés; trata-se apenas de uma fonte de vieses mais sutis (ou ainda maiores).

Talvez a forma mais simples de tratar do problema do viés seja enfrentá-lo de cabeça erguida e incorporá-lo à definição de medicina. A visão romântica da medicina é a do médico como um "caçador de doenças" – em 1926, o livro *Microbe Hunters* [Caçadores de micróbrios], de Paul de Kruif, acendeu a imaginação de toda uma geração. Mas, hoje em dia, a maioria dos médicos não "caça" doenças. Os grandes clínicos que conheço parecem ter um sexto sentido para vieses. Eles entendem, quase intuitivamente, quando fragmentos anteriores de conhecimento se aplicam ao caso de seus pacientes – porém, o mais importante, quando não se aplicam aos seus pacientes. Eles entendem a relevância dos dados e experimentos, mas são ponderados o suficiente para resistir a esse tipo de sedução. O que os médicos de fato caçam são os vieses.

***

Conhecimentos prévios. Pontos fora da curva. Vieses. O fato de as três leis da medicina envolverem limites e restrições para o conhecimento humano é instrutivo. Lewis Thomas não teria previsto essa viscosidade de incertezas e limitações; o futuro da medicina que imaginara era bem diferente. "A mecanização da medicina científica chegou para ficar", escreveu ele, cheio de otimismo, em *The Youngest Science*. Thomas previa um futuro em que instrumentos oniscientes e de alta precisão mediriam e mapeariam as funções do corpo humano, deixando poucas incertezas e ainda menos limitações ou lacunas no conhecimento. "A nova medicina funciona", escreveu. "O médico tem as mesmas obrigações e sobrecargas que assumia, com desespero, cinquenta anos atrás – mas agora com grande número de estratagemas tecnológicos a serem aplicados com rapidez e precisão [...]. O paciente hospitalizado sente-se, durante algum tempo, como uma peça de um imenso aparato automatizado. Ele é internado e recebe alta por grupos de computadores, às vezes sem saber nem o nome dos médicos. Muitos pacientes vão para casa rapidamente, com boa saúde, curados das doenças [...]. Se eu fosse estudante de medicina ou estagiário, preparando-me para começar, estaria mais preocupado com esse aspecto da minha profissão. Ficaria apreensivo com o fato de meu trabalho verdadeiro, cuidar de pessoas doentes, poder acabar logo, deixando-me com uma ocupação bem diferente, de cuidar de máquinas."

Na verdade, as coisas caminharam de forma muito diferente: apesar da precisão crescente dos testes, estudos e equipamentos, os médicos de hoje precisam lutar com conhecimentos prévios, pontos fora da curva e vieses, com um comprometimento ainda maior e mais profundo do que os médicos do passado. Não se trata de um paradoxo. Os testes e as terapias podem ter evoluído, mas a própria medicina também evoluiu. No livro *Alice através do espelho*, de Lewis Carroll, a Rainha Vermelha diz a uma Alice aturdida que precisa continuar correndo para ficar no mesmo lugar – porque o mundo está sempre correndo na direção oposta. Apesar da sofisticação das tecnologias médicas, as incertezas continuam endêmicas à medicina porque os projetos que ela assume são muitíssimo mais complexos e ambiciosos. Thomas imaginou um futuro em que as máquinas tomariam conta dos doentes. Agora temos máquinas melhores, mas estamos usando-as para cuidar de pessoas mais doentes.

Na Filadélfia, uma menina de 6 anos, com uma recidiva de leucemia letal, resistente à terapia, teve suas células imunes coletadas, modificadas geneticamente com um vírus que continha um gene que mata células de leucemia, que foram então reinjetadas no seu corpo para agir como uma forma de quimioterapia "viva". As células procuraram e mataram o câncer com eficiência extraordinária, e ela continua em profunda remissão. Na Universidade Emory, um neurocirurgião implantou um minúsculo estimulador elétrico no giro cingulado do cérebro de uma mulher com depressão profunda. Segundos depois de o "marca-passo cerebral" ser ativado, a paciente descreveu a dissipação de uma névoa escura e permanente de desespero que resistira às doses mais altas de antidepressivos.

O experimento da Filadélfia ilustra a natureza das complexidades e incertezas enfrentadas pela nova medicina. Horas depois da injeção das células T que procuram o câncer, a menina com recidiva de leucemia vivenciou a forma mais potente de reação anti-inflamatória. Sua fisiologia sentiu a macabra aberração do seu próprio "ser" se voltar contra ela mesma – o sistema imunológico atacando seu próprio corpo (na verdade, suas células T estavam atacando as células cancerosas) – e ela teve picos de febre. A pressão arterial caiu. Os rins começaram a falhar, os vasos começaram a entupir e sangrar ao mesmo tempo, e ela entrou em coma. Foi realizada uma bateria de exames de laboratório para monitorar seu estado, e dezenas deles mostraram resultados anormais. Quais entre eles eram pontos fora da curva e quais eram fatores anormais que, na verdade, contribuíam para a terrível reação inflamatória? As contagens sanguíneas indicavam que a paciente poderia estar no início de uma remissão – mas havia um viés inerente no uso desses parâmetros para avaliar uma remissão em um cenário de reação inflamatória aguda?

De todos os valores anormais nos exames de laboratório – todos os números estavam destacados em negrito e numa cor vermelha agressiva –, um fator elevadíssimo chamou a atenção dos médicos. Por quê? Porque o conhecimento anterior indicava que esse fator, chamado interleucina-6, ou IL-6, ocupava a posição central na reação inflamatória. Mas também porque havia um fármaco contra ela: por mero acaso, o líder do experimento tinha uma filha que, por acaso, tinha artrite juvenil e que por acaso havia sido tratada com uma medicação que bloqueava a interleucina-6. Dois dias depois da transfusão inicial de células T na menina, médicos e enfermeiras reviravam as prateleiras para ver se algum agente poderia trabalhar contra o ataque imunológico e a consequente falência dos órgãos. "Ela estava no limite possível da doença para qualquer ser humano", recorda um médico. Seus sinais vitais caíram em um precipício. Como último recurso, foram aplicadas injeções do remédio contra artrite. Os médicos observaram, perplexos, a febre diminuir. Os rins, os pulmões, o sangue e o coração voltaram às funções normais. Na manhã seguinte, ela saiu do coma. Um ano depois, continua em remissão, sem sinais de câncer na medula óssea.

O caso está encerrado? Longe disso. A menina deveria ter sido tratada com quimioterapia agora para "consolidar" a remissão – como sugere a prudência convencional – ou o acréscimo da quimioterapia mataria as células do sistema imunológico que mantêm a doença sob controle? Não sabemos, porque não há antecedentes. A resposta dela é normal ou um ponto fora da curva? Não saberemos até que possamos elaborar um modelo da natureza da resposta dela e tentar encaixar nele todos os dados disponíveis. Como julgaremos objetivamente essa terapia em um experimento clínico, quando não existe nenhuma outra terapia comparável para a recidiva de leucemia refratária? Essa experiência poderá ser randomizada algum dia?

Essa experiência, assim como centenas de estudos semelhantes nas fronteiras da medicina, sugerem que o processo decisório humano – e, particularmente, a tomada de decisões diante de informações incertas, imprecisas e imperfeitas – continua absolutamente vital para a vida da medicina. Não há escapatória. "A revolução [política] não será tuitada", escreveu Malcolm Gladwell. E a revolução médica não será algoritmizada.

***

Uma última ideia: não há motivo para acreditar que existam apenas três leis da medicina. Minhas próprias leis são pessoais. Elas me acompanharam durante o estágio, a residência e a bolsa de estudos. Elas me salvaram dos mais notáveis erros de julgamento; elas me ajudaram a diagnosticar e tratar dos casos mais difíceis que encontrei na minha prática. Todos os anos, começo minhas visitas de ensino no hospital explicando as leis aos novos residentes de medicina. Cada vez que vejo um paciente na enfermaria ou na clínica, eu me lembro delas.

Mesmo que existam outras leis, suspeito que elas também se refiram à natureza das informações e às incertezas no seu âmago. "Médicos", Voltaire escreve, "são homens que receitam remédios sobre os quais eles sabem pouco, para curar doenças sobre as quais eles sabem menos ainda, em seres humanos a respeito de quem eles não sabem nada." A palavra essencial nessa descrição mordaz é *saber*. A disciplina da medicina trata da manipulação do conhecimento sob incerteza. Ignore o cheiro de álcool e antisséptico; esqueça as camas ajustáveis, as placas das alas e o granito reluzente das recepções dos hospitais; apague, por um momento, as muitas indignidades corporais de um homem de avental azul em um quarto ou o médico que está tentando curá-lo – e você terá uma disciplina que ainda está aprendendo a conciliar o conhecimento puro com o conhecimento real. A "ciência mais jovem" é também a ciência mais humana. E bem pode ser o que fazemos de mais belo e mais frágil.

***

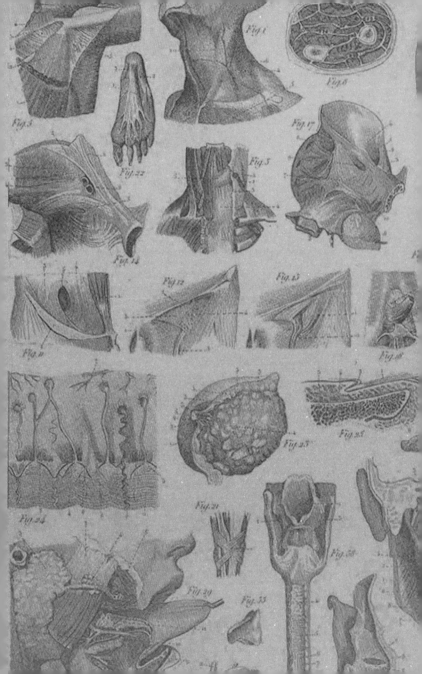

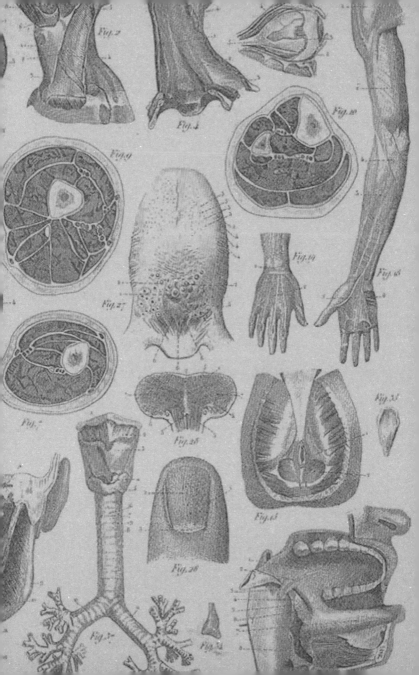

SOBRE O AUTOR

Siddhartha Mukherjee é oncologista e pesquisador de câncer. É autor de *As leis da medicina* e *O imperador de todos os males: Uma biografia do câncer*, obra vencedora do Prêmio Pulitzer 2011. Mukherjee é professor assistente de medicina na Universidade Columbia e oncologista no Centro Médico dessa universidade. Bolsista Rhodes, ele formou-se na Universidade de Stanford, na Universidade de Oxford e na Escola de Medicina de Harvard. Tem artigos publicados em veículos renomados como *Nature, Cell, The New England Journal of Medicine* e *The New York Times*. Em 2015, Mukherjee colaborou com Ken Burns em um documentário de seis horas e três episódios da PBS sobre a história e o futuro do câncer. O trabalho científico de Mukherjee aborda o câncer e células-tronco, e seu laboratório é conhecido pela descoberta de novos aspectos da biologia das células-tronco, inclusive o isolamento daquelas que formam os ossos e as cartilagens. Ele mora em Nova York com a mulher e duas filhas.

AGRADECIMENTOS

Gostaria de agradecer a Michelle Quint pela edição cuidadosa do manuscrito e pela notável equanimidade na condução deste livro até a forma final. June Cohen e Chris Anderson contribuíram para que uma ideia muito disforme das "leis" fosse formatada neste livro. Tenho uma dívida especial para com Sarah Sze, Nell Breyer, Sujoy Bhattacharyya, Suman Shirokar, Gerald Fischbach, Brittany Rush e Ashok Rai, por seus comentários e críticas, e para com Bill Helman, por me ajudar a entender algumas das ideias mais importantes sobre a incerteza e o futuro da tecnologia.

ASSISTA À PALESTRA DE SIDDHARTHA MUKHERJEE NO TED

A palestra TED de Siddhartha Mukherjee, disponível gratuitamente no site TED.com, é um complemento de *As leis da medicina*.

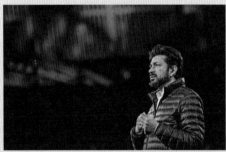

FOTO: BRET HARTMAN/TED

PALESTRAS RELACIONADAS NO TED.COM

Stefan Larsson
O que os médicos podem aprender uns com os outros
Hospitais diferentes produzem resultados diferentes com procedimentos diferentes. Acontece que os pacientes não sabem disso – logo, ao escolher um cirurgião, estão na verdade fazendo um perigoso jogo de adivinhação. Stefan Larsson mostra o que ocorre quando médicos compartilham seus resultados em uma cirurgia de substituição de quadril, por exemplo, para ver quais técnicas são as mais eficazes. Será que o cuidado com a saúde poderia ser melhor – e mais barato – se os médicos aprendessem uns com os outros, em um ciclo contínuo de *feedback*?

Abraham Verghese
Um toque de médico
A medicina moderna corre o risco de perder uma ferramenta antiquada e poderosa: o toque humano. O médico e escritor Abraham Verghese descreve o nosso estranho mundo novo no qual os pacientes são apenas números e pede o retorno ao tradicional exame físico individual.

Atul Gawande
Como curamos a medicina?
Nossos sistemas de saúde estão
falidos. Os médicos são capazes de
oferecer tratamentos extraordinários
(e caros), mas estão perdendo seu foco
central: tratar das pessoas. O médico
e escritor Atul Gawande sugere que
demos um passo para trás e olhemos
novas formas de praticar a medicina
– com menos caubóis e mais equipes
de apoio.

Brian Goldman
*Médicos cometem enganos. Podemos
falar sobre isso?*
Todos os médicos erram. Mas, afirma
o médico Brian Goldman, a cultura
médica de negação (e vergonha)
impede que eles falem dos erros ou os
aproveitem para aprender e melhorar.
Contando histórias de sua própria
e longa experiência, ele convoca os
médicos a começar a falar sobre erros.

CONHEÇA OUTROS TÍTULOS DA COLEÇÃO

A arte da quietude – Aventuras rumo a lugar nenhum, de Pico Iyer
A matemática do amor – Padrões e provas na busca da equação definitiva, de
Hannah Fry
A vida secreta dos micróbios – Como as criaturas que habitam o nosso corpo
definem hábitos, moldam a personalidade e influenciam a saúde, de Rob Knight
com Brendan Buhler
De mudança para Marte – A corrida para explorar o planeta vermelho, de
Stephen L. Petranek
Julgue isto., de Chip Kidd
O filho do terrorista – A história de uma escolha, de Zak Ebrahim com Jeff Giles
O futuro da arquitetura em 100 construções, de Marc Kushner
O poder das pequenas mudanças, de Margaret Heffernan
Trabalhar para quê?, de Barry Schwartz

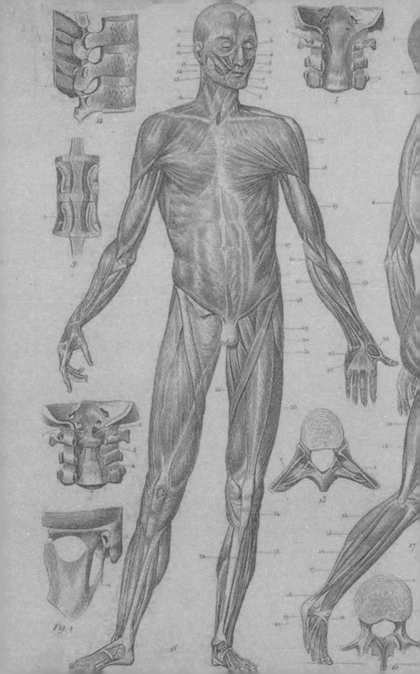

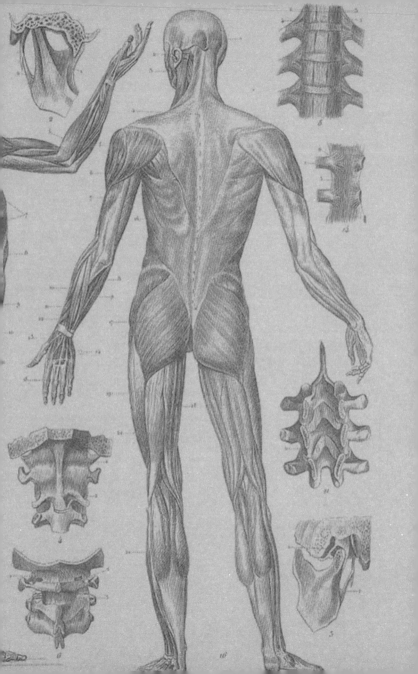

SOBRE O TED

O TED é uma entidade sem fins lucrativos que se destina a divulgar ideias, em geral por meio de inspiradoras palestras de curta duração (dezoito minutos ou menos), mas também na forma de livros, animações, programas de rádio e eventos. Tudo começou em 1984 com uma conferência que reuniu os conceitos de Tecnologia, Entretenimento e Design, e hoje abrange quase todos os assuntos, da ciência aos negócios e às questões globais em mais de cem idiomas.

O TED é uma comunidade global, que acolhe pessoas de todas as disciplinas e culturas em busca de uma compreensão mais aprofundada do mundo. Acreditamos veementemente no poder das ideias para mudar atitudes, vidas e, por fim, nosso futuro. No *site* TED.com, estamos constituindo um centro de acesso gratuito ao conhecimento dos mais originais pensadores do mundo – e uma comunidade de pessoas curiosas que querem não só entrar em contato com ideias, mas também umas com as outras. Nossa grande conferência anual congrega líderes intelectuais de todos os campos de atividade a trocarem ideias. O programa TEDx possibilita que comunidades do mundo inteiro sediem seus próprios eventos locais, independentes, o ano todo. E nosso Open Translation Project [Projeto de tradução aberta] vem assegurar que essas ideias atravessem fronteiras.

Na realidade, tudo o que fazemos – da TED Radio Hour aos diversos projetos suscitados pelo TED Prize [Prêmio TED], dos eventos TEDx à série pedagógica TED-Ed – é direcionado a um único objetivo: qual é a melhor maneira de difundir grandes ideias?

O TED pertence a uma fundação apartidária e sem fins lucrativos.

SOBRE OS TED BOOKS

Os TED Books são pequenas obras sobre grandes ideias. São breves o bastante para serem lidos de uma só vez, mas longos o suficiente para aprofundar um assunto. A série, muito diversificada, cobre da arquitetura aos negócios, das viagens espaciais ao amor, e é perfeita para quem tem uma mente curiosa e vontade de aprender cada vez mais.

Cada título corresponde a uma palestra TED, disponível no *site* TED.com.

Os livros continuam a partir de onde a palestra acaba. Um discurso de dezoito minutos pode plantar uma semente ou gerar uma fagulha na imaginação, mas muitos criam o desejo de se aprofundar, conhecer mais, ouvir a versão mais longa da história. Os TED Books foram criados para atender a essa necessidade.